JN024192

体のしくみから …▶ 研究の未来まで

iPS
細胞の
研究室

京都大学iPS細胞研究所
国際広報室
［編］

志田あやか
［著］

東京書籍

はじめに

　2012年、山中伸弥博士がノーベル生理学・医学賞を受賞したことで、一躍有名になったiPS細胞。名前は聞いたことがあるけれど、どんなものかよく知らないという方も多いのではないでしょうか。

　iPS細胞は、2006年に初めて世に出た細胞で、いろいろな病気の治療に役立つ可能性があるといわれています。この本を読んでいる皆さんの中には、将来iPS細胞を使った治療を受ける人がいるかもしれません。

　iPS細胞ができるまでには、多くの科学者が、生物の体のしくみを研究してきた歴史があります。山中博士とノーベル賞を共同受賞したジョン・ガードン博士も、生物学の歴史に大きく貢献した一人です。多くの研究の積み重ねがiPS細胞の開発成功につながり、iPS細胞を医療に役立てるための支えになっているのです。

　また、iPS細胞には、まだ研究者も解き明かせていない謎がたくさんあります。研究者たちが何を考

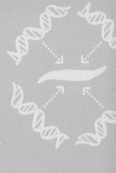

え、どんな謎に立ち向かっているのか、ぜひ皆さんに知ってほしいと思っています。

　この本では、iPS細胞とは何なのかという疑問を入口に、生物学の歴史や、今まさに行われている研究の最先端、さらにはiPS細胞研究の未来について考えていきます。Part1ではまず、iPS細胞がどんな細胞なのか、初めて学ぶ人にもわかりやすく解説していきます。Part2では、ヒトの体のしくみを中心に、生物学のおもしろさをのぞいてみましょう。Part3では、iPS細胞の研究者へのインタビューを通じて、研究者の素顔にせまります。

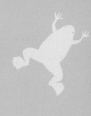

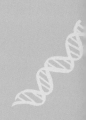

　ちなみにPart1・Part2は、京都大学iPS細胞研究所で開発された『iPS細胞かるた』（東京書籍）に登場する用語について理解を深められるように構成されています。

　この本を通じて、iPS細胞はもちろん、生き物の体のふしぎや、科学全般について興味を深めてもらえたらうれしいです。

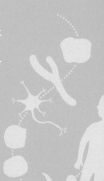

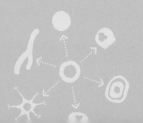

かるたで学ぶ iPS 細胞

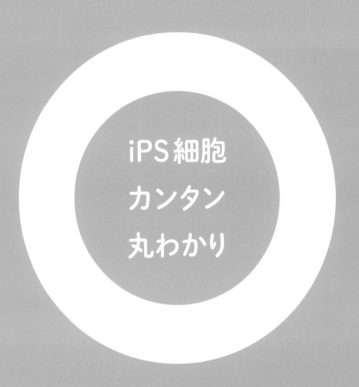

Part 1

iPS細胞
カンタン
丸わかり

1 | iPS 細胞を見てみよう！

まずは、iPS 細胞の姿を写真で見てみましょう。

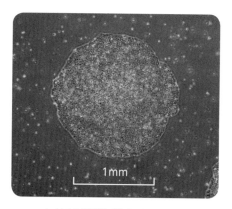

1mm

たくさんの iPS 細胞が中央に集まっている

　写真の中央に、非常に小さな粒が集まっています。この粒のひとつひとつが、iPS 細胞です。iPS 細胞は分裂して数を増やしていきますが、数が多くなるにつれて、たくさんの細胞が集まって、写真のような塊（かたまり）を作ります。iPS 細胞は目に見えないほど小さく（直径約 0.01mm）、観察するには顕微鏡が必要です。

　iPS 細胞は、生き物の体にもともとある細胞ではなく、皮膚（ひふ）や血液の細胞に手を加えて、人工的に作られた細胞です。実験

Part
1
iPS細胞カンタン丸わかり

Part
2
生き物の体をのぞいてみよう

Part
3
研究者ってどんな人？

巻末
iPS細胞 基本用語集

室では、シャーレという透明な容器の中に、栄養たっぷりの培養液とiPS細胞を入れて、iPS細胞をどんどん増やしています（細胞に栄養を与えて、数を増やすことを培養といいます）。

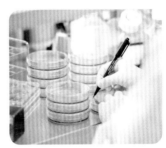

iPS細胞を培養している様子。
シャーレの中に、ピンク色の培養液と
iPS細胞が入っている

 細胞ってな〜に？

iPS細胞は、その名の通り「細胞」の一種です。では、細胞とはどんなものでしょうか？

実は、私たちヒトを含め、すべての生き物の体は細胞からできています。ほとんどの細胞は非常に小さく、ひとつひとつを直接見ることは難しいのですが、顕微鏡を使うとその形や大きさを観察することができます。ヒトの体は、いろいろな種類の細胞が約37兆個も集まってできています。　参照 p.42「細胞を見てみよう」

iPS細胞は、医療の未来を大きく変えるかもしれない、2つの能力をもっています。

① 無限に増える！

ひとつめの能力は、「ほぼ無限に分裂し、数を増やすことができる」能力です。ヒトの体はたくさんの細胞からできていますが、ほとんどの細胞は、あまり分裂しないか、分裂できる回数が限られています。（例えば、もしも皮膚の細胞が無限に分裂したら、皮膚がどんどん伸びて大変なことになるかもしれません！）一方、iPS細胞は、栄養が十分にあるかぎり、はてしなく数が増えていきます。

iPS細胞は、ほぼ無限に増殖することができる

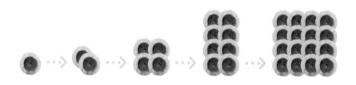

② いろんな細胞に変化する！

もうひとつは、「体を作るほぼすべての細胞に変化できる」能力です。細胞には、筋肉の細胞や神経の細胞など、いろいろな種類があります。iPS細胞は、培養液の成分を変えたり、

人工的な操作を加えたりすることで、これらほぼすべての細胞に変化させることができます。

iPS 細胞は、体を作るほぼすべての細胞に変化することができる

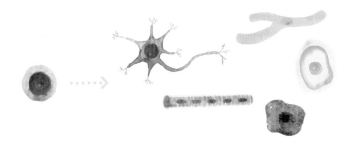

 まとめ

iPS 細胞とは……

☑ 人工的に作られた細胞

☑ ほぼ無限に分裂し、数を増やすことができる

☑ 体を作るほぼすべての細胞に変化できる

「iPS 細胞」の名前の由来

iPS 細胞 は、英語 では "induced Pluripotent Stem cell" といい、それぞれの単語の頭文字をとって「iPS 細胞」と呼ばれています。「多能性」とは、体を作るほぼすべての細胞に変化する能力をもつこと、「幹細胞」とはいろいろな細胞に変化しうる細胞であることを指します。

1 元気な細胞で病気やケガを治療する!再生医療

　iPS細胞を使った医学研究には、大きく分けて2つの分野があります。ひとつめは、「再生医療」の研究です。

　私たちの体の細胞や臓器は、病気やケガによってダメージを受けることがあります。例えば、心不全という病気になると、心臓から血液を送り出す機能が低下してしまいます。また、重症のやけどを負うと、広い範囲で皮膚（ひふ）が失われてしまうこともあります。

iPS細胞を使った再生医療の研究の例

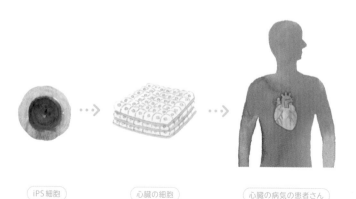

iPS細胞　　　　心臓の細胞　　　　心臓の病気の患者さん

　これらの症状は、新しく元気な細胞を移植することで改善する可能性があると考えられています。これが再生医療です。

　iPS細胞は、分裂して数を増やし、いろいろな細胞に変化することができます。そこで、病気やケガでダメージを受けたところに、iPS細胞から変化させた細胞を移植することで、再生医療を実現しようとする試みが始まっています。

　それでは、どんな病気やケガの治療法が研究されているのか、次のページから見ていきましょう。

 iPS細胞だけじゃない！再生医療

　iPS細胞を使う以外にも、移植用の細胞を用意する方法はいろいろあります。例えば、体の中には体性幹細胞という細胞があります。iPS細胞のようにさまざまな細胞にはなれませんが、決まった種類の細胞に変化することができます。

　体性幹細胞にはいろいろな種類があります。その一種である造血幹細胞は血液の細胞に変化することができ、すでに白血病などの血液の病気の治療に活用されています。また、神経を構成するさまざまな細胞に変化できる神経幹細胞も体性幹細胞の一種です。このような体性幹細胞を使って再生医療を実現するための研究も、世界中で進められています。

① 世界初のチャレンジ！iPS 細胞から作った網膜を移植

2014年のある日、iPS 細胞を使った世界初の挑戦を、新聞・テレビがこぞって報じました。加齢黄斑変性という眼の病気の患者さんに、iPS 細胞から作った細胞が移植されたのです。

加齢黄斑変性は、年齢とともに、眼の奥にある網膜という部分に異常が起こる病気です。この病気になると、物がゆがんで見えたり、暗く見えたりするようになってしまいます。

ヒトの眼の構造（左）と、加齢黄斑変性の患者さんの網膜（右）

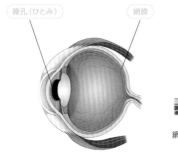

瞳孔（ひとみ）　　　網膜

右眼の断面を上から見たところ

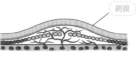

加齢黄斑変性になると…

網膜

網膜がゆがんで見えにくくなってしまう

そこで、研究者であり眼科の医師でもある、理化学研究所（当時）の髙橋政代博士は、iPS 細胞から網膜の細胞を作り、患者さんに移植するための研究を始めました。

iPS 細胞から作った網膜が安全かどうかのチェックや、動物に実際に移植してみる実験を経て、2014年、世界で初めて、iPS 細胞から作った網膜の細胞がヒトに移植されました。

　この移植のおもな目的は、iPS細胞から作った細胞が、体の中で悪さをしないか確認することでした。髙橋博士の研究グループは、移植から1年半にわたって患者さんの症状を観察しましたが、心配されていた副作用は起こりませんでした。

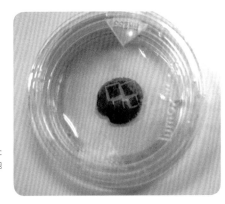

iPS細胞から作った
網膜の細胞

② 心筋シートで心臓をサポート！心不全の研究

　心不全とは、心臓のはたらきが弱まって、血液がうまく循環しなくなってしまう状態のことです。心臓に元気がないのなら、元気な細胞を移植すればいいんじゃないか？──大阪大学の澤芳樹博士たちの研究グループはこのように考えて、研究を進めています。

　心臓が動き続けるには、心臓にある筋肉の細胞が重要です。実は澤博士はもともと、患者さんの脚から筋肉の細胞を取り出し、それをシート状にして心臓に貼り付け、心臓の機能を回復させるという研究を行っていました。ところが、脚の筋肉と心臓の筋肉（心筋）では種類が違うため、重症の患者さ

んでは効果が出ないという問題がありました。

　そこでiPS細胞の出番です。iPS細胞から心筋を作り出し、シート状にして貼り付ければ、重症の患者さんにも効くかもしれません。心不全の動物を使って実験してみたところ、その予想は見事に的中し、心臓が元気に動くようになりました。現在、澤博士たちのグループは、iPS細胞から作った心筋シートを患者さんの治療に使えるようにするために、引き続き研究を行っています。

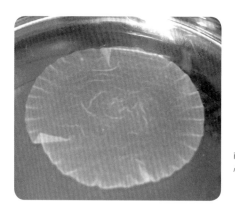

iPS細胞から作った
心筋シート

③ 減ってしまった神経細胞を補う

　脳は、たくさんの種類の神経が集まってできています。そのうちの1種類がだんだん弱っていき、手足の震えなどの症状が起こるのがパーキンソン病です。

　iPS細胞は、神経のもとになる細胞も作り出すことができます。この細胞を脳の中に移植して、症状を改善させることを目指し、京都大学を中心に研究が行われています。

Part
1
iPS細胞 カンタン丸わかり

Part
2
生き物の体をのぞいてみよう

Part
3
研究者ってどんな人？

巻末
iPS細胞 基本用語集

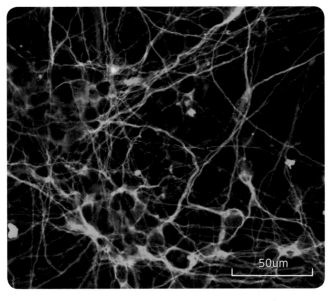

iPS細胞から作った脳の神経の細胞（緑色や赤色に染色したもの）

④ また体を動かしたい！脊髄損傷への応用に向けた挑戦

　背中には、長くて太いひと束の神経が通っていて、これを脊髄といいます。脊髄は、思い通りに体を動かすために非常に重要な神経です。しかし、交通事故やスポーツ中のケガなどによって脊髄が傷ついてしまうと、体がしびれたり、うまく動かせなくなったりしてしまうことがあります。これが脊髄損傷です。

　これまでの研究によって、脊髄が傷ついてしまった場合には、神経のもとになる細胞をすぐに移植すれば、脊髄損傷の症状を抑えられる可能性があるとわかりました。そこで、iPS

細胞から神経のもとになる細胞を作り、患者さんの治療に使えるようにするために、慶應義塾大学で研究が進められています。

⑤ クリアな視界を取り戻せ！角膜移植

眼の一番外側には、角膜という透明な膜があります。角膜の細胞は、ある程度の時間が経つと新しい細胞と入れ替わりますが、薬の副作用や病気のために、うまく入れ替わらなくなってしまうことがあります。こうなると、角膜が濁り、視力が低下してしまいます。

そこで、iPS細胞から角膜を作って移植し、視力を取り戻すための研究が大阪大学で進められています。

 どうやってiPS細胞を他の細胞に
変化させるの？

お母さんのお腹から子どもが生まれてくるまでには、たった1つの細胞である受精卵から、眼、心臓、脳などの臓器が徐々に作られていきます。

iPS細胞から他の細胞を作る方法として、この過程のマネをするという方法があります。まず、受精卵からヒトの体の形ができるまでに、どんな物質が作用すると臓器ができるのかをよく分析します。そして、iPS細胞に同じ物質を与えることで、iPS細胞を特定の臓器の細胞に変化させることができます。

Part
1
iPS細胞 カンタン丸わかり

Part
2
生き物の体をのぞいてみよう

Part
3
研究者ってどんな人？

巻末
iPS細胞 基本用語集

2 | iPS細胞で薬を見つける？

　次に、iPS細胞を使った研究分野のふたつめを紹介します。それは、「薬を見つける」研究です。iPS細胞を薬みたいに飲んだら元気に……なんて考えてしまいそうですが、そうではありません。

　一般的に、新しい薬を見つけるためには、患者さんの体の中で何が起こっているのか調べることが重要です。ときには、患者さんの細胞をもらって研究することもあります。

　しかし、病気の種類によっては、細胞を取り出すのが難しいこともあります。例えば、神経のはたらきがだんだん悪くなってしまうALS（筋萎縮性側索硬化症）という病気。神経細胞を取り出すのは、患者さんにとって大きな負担になります。

　そこでiPS細胞の出番です。患者さんの細胞からiPS細胞を作ると、病気の種類によっては、そのiPS細胞が病気の記憶を引き継いでいることがあります。例えば、ALSの患者さんの細胞からiPS細胞を作った場合、そのiPS細胞を神経細胞に変化させると、病気の神経細胞になります。患者さんの体の中で何が起こっているのか、実験室の中で確かめることができるわけです。

　さらに、このようにして作った病気の神経細胞に、薬になるかもしれないいろいろな物質をふりかけてみて、症状がよくなるかどうか試すことができます。もちろん、細胞で効果が

あったからといって、患者さんの体で効き目があるとは限りません が、効果がありそうな物質を絞り込むことはできます。このようにして、iPS 細胞を使って薬を見つける研究が行われています。

iPS 細胞を使って薬を見つける研究の例

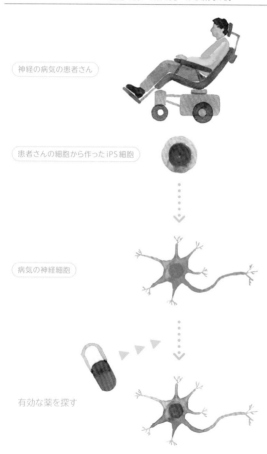

神経の病気の患者さん

患者さんの細胞から作った iPS 細胞

病気の神経細胞

有効な薬を探す

それでは、他にどんな病気が研究されているのか、例を見てみましょう。

① 体中に骨ができていく、FOPという病気

骨は、体を支える大切なパーツです。けれども、たくさんあるほどいいというわけではありません。もし、本来骨がない筋肉の中に骨ができてしまったら……。口の周りなら口を開けにくく、ひじの周りならひじが曲がりにくくなり、生活がとても不便になってしまいます。

実際にこんなことが起こってしまう病気があります。その名前は、FOP（進行性骨化性線維異形成症）。非常にまれな病気で、患者さんは約200万人に1人といわれています。

正常な骨格（左）と、FOPの患者さんの骨格（右）。頭から胸にかけてを背中側から見た図。FOPの患者さんの骨格には、正常な骨格にはない骨ができている

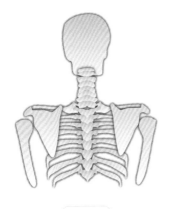

正常な骨格

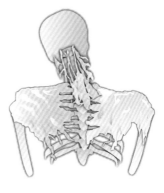
FOPの患者さんの骨格

この病気に対して、iPS細胞を使って薬を見つける研究が、京都大学で行われています。まず、患者さんの細胞からiPS細胞を作って実験してみると、正常な骨格の人の細胞に比べて、骨に変化しやすいことがわかりました。

　さらに、このiPS細胞から、骨のもとになる細胞を作りました。そして、それをマウスの脚に移植し、いろいろな薬を試してみました。すると、ラパマイシンという薬に、新しい骨ができるのを抑える効果があることがわかったのです。ラパマイシンは、これまで他の病気の治療に使われていた薬です。

　現在、ラパマイシンが実際に患者さんの治療に使えるかどうか、引き続き研究が行われています。

② 難聴もiPS細胞で調べられる！

　音が聞き取りにくい症状のことを、難聴といいます。難聴になる原因には、病気や年齢、ストレスなどいろいろなものがありますが、難聴を引き起こす病気のひとつに、ペンドレッド症候群があります。

　耳の中には、音による空気の振動を感じ取って、それを脳に伝える細胞があります。ペンドレッド症候群の患者さんではこの細胞に異常が起こっていて、音が聞こえにくくなってしまいます。

　研究者を悩ませていたのは、動物実験に使うマウスにはペンドレッド症候群の症状が表れないということでした。動物実験ができないので、なかなか研究を進められずにいたのです。

　ところが、iPS細胞の登場によって、患者さんの細胞で何が

起こっているのか調べられるようになりました。そこで、慶應義塾大学のグループが耳の中の細胞を作ってみると、ペンドレッド症候群の患者さんの細胞は、そうでない人の細胞に比べて傷つきやすいことがわかりました。さらに、いろいろな薬をこの細胞にふりかけてみたところ、FOPと同じように、他の目的で使われていた薬が有効かもしれない、ということがわかりました。

→ まとめ

iPS細胞を使って
☑ iPS細胞から作った細胞を患者さんに移植する
　「再生医療」の研究
☑ iPS細胞から作った細胞で薬の効き目を試し、
　「薬を見つける」研究
が行われている！

iPS細胞はどうやって作るの？

1 | iPS細胞のレシピ

① レシピの決め手は「遺伝子」

　iPS細胞は、皮膚や血液などの細胞に、4つの遺伝子を入れて作ります。遺伝子とは、目の色や血液型など、体の特徴を決める情報のことです。

　遺伝子の情報は、細胞の中のDNAという物質に記録されています。特定の遺伝子を記録したDNAを細胞の中に入れると、入れた遺伝子のはたらきによって、細胞の特徴が変化することがあります。

　iPS細胞を作る4つの遺伝子を入れると、皮膚や血液だった細胞がもともとの特徴を忘れて、iPS細胞に変化していきます。この過程を初期化といいます（パソコンやスマートフォンでも、機能をリセットすることを初期化といいますね）。

皮膚や血液の細胞に、特定の4つの遺伝子を入れるとiPS細胞ができる

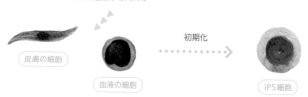

4つの遺伝子を入れる

皮膚の細胞

血液の細胞

初期化

iPS細胞

② どうやって遺伝子を入れるの？

　細胞は、一番外側に薄い膜をもっていて、細胞の外の物質が勝手に入ってこないようになっています。それでは、どうやって遺伝子を入れたらよいのでしょうか？

ふつう、遺伝子は細胞の中に入ってこれない

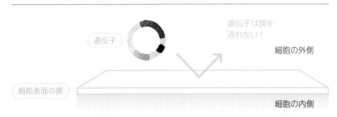

遺伝子

細胞表面の膜

遺伝子は膜を通れない！

細胞の外側

細胞の内側

　よく使われている方法は、細胞に高い電圧をかけて、膜に小さな穴をあける方法です。細胞と遺伝子を液体の中で混ぜておいて、ごく短い時間だけ電圧をかけると、膜にあいた穴から、遺伝子が細胞の中に入り込みます。膜にあいた穴は、すぐにふさがります。

遺伝子を細胞の中に入れる方法

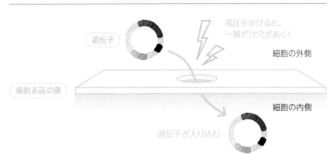

遺伝子

細胞表面の膜

電圧をかけると、一瞬だけ穴があく！

細胞の外側

細胞の内側

遺伝子が入り込む

① じっくり待つのも大事

　遺伝子を入れたらすぐにiPS細胞ができるわけではありません。遺伝子を入れた細胞は、しばらく培養しているうちに、少しずつiPS細胞に変身していきます。iPS細胞ができるまでには、だいたい3週間くらいかかります。

　私たちが何も食べずにいるとお腹が空いてくるのと同じように、細胞にも「ごはん」が必要です。細胞の「ごはん」にあたるのは、栄養たっぷりの培養液。無事iPS細胞まで変化した細胞は、培養液の栄養を取りこんでどんどん分裂し、元気に数を増やしていきます。

　iPS細胞の数が増えていくと、培養液の中の栄養が少なくなってしまいますし、スペースも足りなくなってしまいます。そこで、iPS細胞の数がある程度増えたら、細胞を複数の容器に分けて移動させて、新しい培養液を与えます。

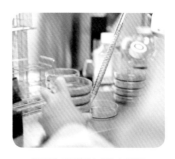

iPS細胞の培養液を交換する様子

この作業が、部屋を掃除して、新しいごはんをあげるのに似ているので、研究者の中には、これをiPS細胞の「お世話」と呼ぶ人もいます。

② 細胞は冷凍庫へ

iPS細胞がどんどん分裂するからといって、ずっと増やしっぱなしでは、やがて研究室が細胞だらけになってしまいます。そこで、iPS細胞を冷凍して保存することがあります。

iPS細胞に限らず、いくつかの種類の細胞は、一度冷凍しても、解凍すれば再び増殖を始めます。とはいえ、家庭用の冷凍庫（－18℃程度）ではうまく保存することはできません。細胞の保存に使うのは、もっと低い温度（－150℃以下）を保つことができる液体窒素が入ったタンクです。

→ まとめ

☑ iPS細胞は、皮膚や血液の細胞に
　　4つの遺伝子を入れて作る！

☑ iPS細胞ができるまでには3週間くらいかかる！

☑ iPS細胞は冷凍保存することができる！

iPS 細胞ができる様子

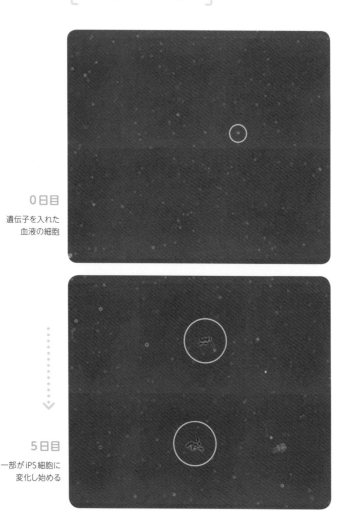

0日目

遺伝子を入れた
血液の細胞

5日目

一部が iPS 細胞に
変化し始める

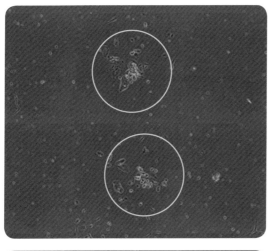

10日目
iPS細胞が
増えていく

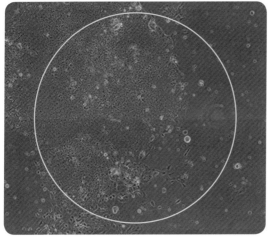

15日目
iPS細胞が
さらに増えていく

Part
1
iPS細胞 カンタン丸わかり

Part
2
生き物の体をのぞいてみよう

Part
3
研究者ってどんな人?

巻末
iPS細胞 基本用語集

iPS細胞はがんになるって聞いたけど、
どうして？

　iPS細胞が開発された当初、iPS細胞を作るのに必要
な4つの遺伝子のうち1つが、がん細胞でよくはたらい
ている遺伝子だったため、iPS細胞もがんになる可能性
が指摘されていました。しかし、その後研究が進み、は
じめに見つかった組み合わせ以外の遺伝子でもiPS細
胞を作製できることがわかりました。現在では、がん遺
伝子を使わずにiPS細胞を作ることが多くなっています。
　また、遺伝子の入れ方にも当初は問題がありました。
はじめは、もとの細胞の中にあるDNAを切って、4つの
遺伝子をその切れ目につなげていました。この方法では、
もしも細胞の中で重要なはたらきをしている遺伝子を
切ってしまった場合、細胞に異常が起こる可能性があり
ます。そこで現在は、もとの細胞のDNAはそのままに、
入れた遺伝子が独立してはたらくようなしくみが使われて
います。

→ iPS細胞でどんな未来が訪れるの？

1 | iPS細胞の「倉庫」？

「事故でケガをしてしまった患者さんがいるのですが、iPS細胞、使えますか？」電話を受けた職員が、iPS細胞の「倉庫」に向かいます。ずらりと並ぶタンク。それを開けると、中にはたくさんの容器が並んでいます。

容器の中にはiPS細胞。これを溶かして、ケガをした部分の細胞に変化させれば、すぐに再生医療を施すことができる──将来、こんな未来が訪れるかもしれません。

たくさんのiPS細胞を「倉庫」に保管しておいて、必要なときはすぐに使えるようにする計画が、京都大学iPS細胞研究所を中心に進められています。この計画を「再生医療用iPS細胞ストックプロジェクト」と呼んでいます。

とはいえ、すべての人のiPS細胞を作っておいて、保管するのはとても大変です。しかし、自分のものがないからといって、他の人のiPS細胞から作られた細胞を移植すると、体がその細胞を「敵」と思い込んで攻撃してしまいます。これを拒絶反応といいます。自分以外の細胞を攻撃するしくみは、体の中に入ってきた細菌を退治したりして病気を防ぐために重要なのですが、再生医療では反対に、治療の効果を低くしてしまいます。

体がどうやって「敵」を見つけるかというと、入り込んでき
た細胞の「型」が自分と同じかどうかを調べて、違っていた場
合は「敵」とみなしています。ヒトは、ひとりひとり違った細胞
の「型」をもっていて、完全に一致することはほとんどありま
せん。

　一方、世の中にはごくまれに、多くの人に移植をしても、拒
絶反応が起こりにくい細胞の「型」をもっている人がいます。
そこで、再生医療用iPS細胞ストックプロジェクトでは、この
ような「型」をもつ人の細胞からiPS細胞を作り、冷凍保存し
ています。さらに、iPS細胞に手を加えて拒絶反応を起こしに
くい「型」にする研究や、ひとりひとりのiPS細胞をもっと簡単
に作れるようにする研究も進んでいます。このような細胞を
保管できるようになれば、もっともっと再生医療が身近な未
来がやってくるかもしれません。

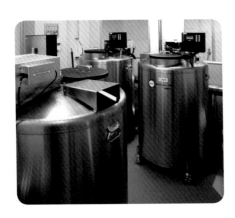

iPS細胞を保管するための
液体窒素タンク

2 「本物」に近い臓器を作るには

① ヒトの臓器をもつブタ

　心臓の細胞や神経の細胞など、iPS細胞からさまざまな細胞を作ることができるようになりました。一方、iPS細胞から変化した細胞は、多くが単純な塊や薄いシート状の構造をしていて、実際の臓器のような複雑な構造を作るのは難しいのが現状です。これを実現するための方法として、ブタの体の中で、ヒトのiPS細胞から立体的な臓器を作るという方法が考案されました。

　例えば、この方法ですい臓という臓器を作ることを考えてみます。まず、ブタの受精卵に人工的な操作をして、成長してもすい臓ができないようにします。そして、受精卵が少し成長したところで、その中にヒトのiPS細胞を入れます。そのまま成長させていくと、ヒトのiPS細胞がすい臓の細胞に変化して、ヒトのすい臓をもつブタになると考えられています。

ブタの体の中でヒトのすい臓を作る方法

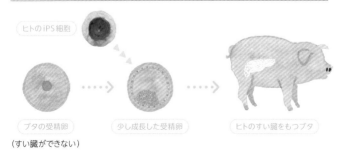

ヒトのiPS細胞

ブタの受精卵
（すい臓ができない）

少し成長した受精卵

ヒトのすい臓をもつブタ

この研究によって、iPS細胞がすい臓に変化する過程を詳しく観察したり、移植用の臓器を作ったりすることができるかもしれません。一方、ヒトの治療のために動物の体を利用することに抵抗を感じる人や、同様の方法で、ヒトの脳をもつブタが作られることを心配している人もいます。この技術をどのように活用していくのか、よく考えていく必要がありそうです。

② 3Dプリンターで臓器を作る

　立体的な臓器を作る方法として、3Dプリンターで細胞を組み立てるという方法も注目されています。3Dプリンターは、プラスチックなどの材料を、思い通りの形にできる機械として、工業や建築の分野で活用が期待されています。実は、材料を細胞に変えると、3Dプリンターで立体的な臓器も作り出せると考えられています。

　現在はまだ、実際の臓器よりずっと小さいものしか作れませんが、技術の発展によっては、3Dプリンターで作った心臓を移植する、なんてことが将来実現するかもしれません。

> **3 ┃ 動物のiPS細胞**

① キタシロサイを絶滅から守れ！

　大きな角に大きな体。本やテレビ、動物園でおなじみのサイですが、実は、野生のサイの数は徐々に減ってきています。特にキタシロサイという種類は、2019年現在、メスの2頭しか残っておらず、このままでは子孫を増やすことができずに絶

滅してしまいます。

　そこで、キタシロサイの細胞からiPS細胞を作り、そこから精子や卵子を作って子をつくり、絶滅を回避させるための研究が進められています。この方法を使えば、数が極端に減った動物でも、再び数を増やすことができるかもしれません。

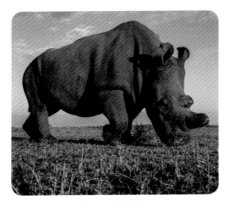

キタシロサイ（メス）

② iPS細胞でマンモスはよみがえる？

　今から数百万年前、地球の平均気温は今よりももっと低く、もっと広い範囲が氷でおおわれていました。そこを闊歩していたのが、大きなマンモス。現在のゾウに似ていますが、体が毛むくじゃらで、耳が小さいところがゾウとの違いです。

　現在ではマンモスは絶滅していて、生きた姿を見ることはかないません。しかし、1年を通じて気温が非常に低い地域では、カチコチに凍ったマンモスの体が土の中に埋まっていることがあります。さらに、凍った細胞の中には、マンモスの

遺伝情報が残っていることがあります。

　この遺伝情報を利用して、マンモスを復活させることを目指している研究グループがあります。まず、人工的な操作によってマンモスの遺伝情報をもつiPS細胞を作ります。そのiPS細胞から精子と卵子を作って受精させ、マンモスの子どもを作るという計画です。

　マンモスの完全な遺伝情報を取り出すのが難しいことなどから、この計画はまだ実現していませんが、この研究を進めることで、他の大型動物の保護に役立つ知識が得られるかもしれません。一方、一度絶滅した動物を復活させることが良いことなのかどうかは、慎重に考えていく必要があります。

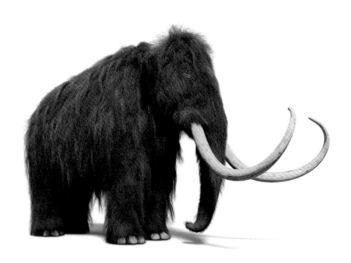

マンモス（復元図）

Part
1
iPS細胞 カンタン丸わかり

Part
2
生き物の体をのぞいてみよう

Part
3
研究者ってどんな人？

巻末
iPS細胞 基本用語集

4 | iPS細胞が私たちの生活に届くまで

　ここまで、iPS細胞によって実現するかもしれない未来を想像してみましたが、紹介した例はあくまで研究の段階で、実現するにはまだまだ長い時間がかかります。

　どうして、研究成果が私たちの生活を変えるまでに、長い時間がかかるのでしょうか？筆者は、おもに次の2つの理由があると考えています。

① 道なき道を行く挑戦

　ひとつめの理由は、研究が、世界のだれも答えを知らない問題への挑戦だからです。

　例えば、2006年に山中博士がiPS細胞の作製を発表する以前には、この世界のだれもiPS細胞の作り方を知りませんでした。結局は、遺伝子を4つ入れるという非常にシンプルな方法で作れることがわかりましたが、それまでには無数の挑戦と失敗がありました。約2万個もあるヒトの遺伝子のうち、何個の遺伝子を入れればいいのか？そして、どんな遺伝子を入れればいいのか？過去の研究をヒントにしながらも、手探りで調べていくしかありません。

　このように、研究は、だれも行ったことのない道を切り開いていくような挑戦の繰り返しです。そのため多くの場合、研究成果が出るまでには膨大な労力がかかります。

② 「マウスでできた＝ヒトでもできる」ではない

　ヒトの病気の研究をする場合でも、いきなり患者さんの体で実験をすることはありません。まずは細胞を使った実験、次はマウスなどの動物を使った実験、と段階を踏んで進み、安全性や効果を慎重に確認していきます。

　動物実験が成功しても、その成果がすぐに患者さんの治療に使えるわけではありません。一部の患者さんの協力のもとで、その治療法に効果があるかどうか確認していきます。例えば、薬を作る研究であれば、どの程度の量なら安全なのか、本当に治療効果があるのか、副作用はないかなどを慎重に確認していきます。このような研究を、臨床研究または治験といいます。協力していただく患者さんに危険がないように進めていくため、多くの場合、数年〜十年単位で時間がかかります。

> 5 ｜ iPS細胞の使い方は「私たち」が決める

　ブタの体の中でヒトの臓器を作る研究や、マンモスを復活させる計画で紹介したように、iPS細胞を使った研究の中には、技術の使い方について議論があるものもあります。また、iPS細胞というこれまでになかった細胞を社会で使っていくには、それを管理する制度や施設の設計など、社会の側での準備も必要です。

　このような議論は、研究者の考えだけではなく、倫理の考

え方、法律の考え方、そして、iPS細胞を使った治療を受ける
かもしれない私たちひとりひとりの考えを取り入れて行われて
いくべきものです。皆さんは、iPS細胞をどのように使って
いったらいいと思いますか？

→ まとめ

☑ iPS細胞をあらかじめ保管しておくプロジェクトが
　進んでいる
☑ iPS細胞からいろいろな方法で臓器を作り出そうとする
　研究が行われている
☑ 絶滅の心配がある動物を、
　iPS細胞で保護することができるかも
☑ 研究が実を結ぶまでには、長い時間がかかる
☑ 技術をどう使うかは、私たち自身が考える！

Part
1
iPS細胞 カンタン丸わかり

Part
2
生き物の体をのぞいてみよう

Part
3
研究者ってどんな人？

巻末
iPS細胞 基本用語集

#1

類がない
遺伝子4つで
初期化とは

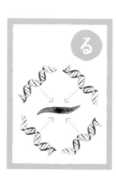

る

2006年、山中伸弥博士らの論文は、驚きをもって世界に迎えられました。論文に書かれていたのは、「4つの遺伝子を入れることで細胞を初期化し、iPS細胞の作製に成功した」という研究結果。あまりに簡単な方法なので、成功を疑う研究者もいました。論文発表後、研究者どうしの食事会に参加した山中博士は、他の研究者が「4つでできるなんてありえない」と話しているのを聞いて、気まずい思いをしたといいます。

しかし、他の研究グループからも、この方法で初期化できたという報告があいつぎ、iPS細胞の存在がだんだんと認められていきました。

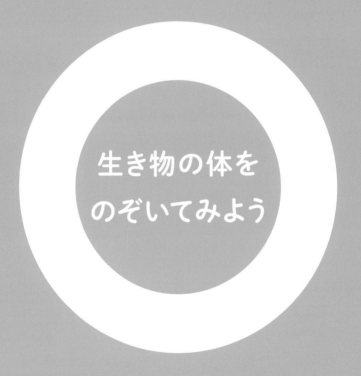

Part 2

生き物の体を
のぞいてみよう

細胞を見てみよう

1 すべての生きものは細胞から

　家で飼っているイヌ。通学路の街路樹。校庭にやってくるハト。そして、私たちヒト。地球上に生きているすべての生きものの体は、目に見えないほど小さな細胞がたくさん集まってできています。

　一言で細胞といっても、いろいろな種類があります。例えば私たちヒトなら、目の細胞、神経の細胞、筋肉の細胞……大きさも形もさまざまな細胞がおよそ37兆個も集まって、私たちの体はできあがっているのです。

2 細胞の中はどうなってるの？

　細胞の中をのぞいてみると、どんなものが見えるでしょうか？

　細胞の中には核という部分があり、核にはDNA（デオキシリボ核酸）という物質が含まれています。このDNAが、遺伝子を記録するカギになる物質です。核以外の部分を細胞質といい、細胞の一番外側は細胞膜でおおわれています。細胞の種類によって、形や大きさ、はたらきはさまざまですが、基本的な構造は共通しています。

動物の細胞の基本的な構造

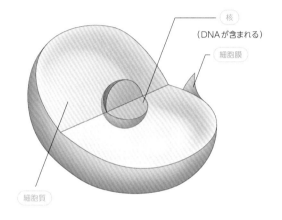

核
（DNAが含まれる）

細胞膜

細胞質

→ まとめ

☑ すべての生き物の体は、細胞からできている

☑ 細胞の中には核があり、核にはDNAが含まれている

初めて細胞を見つけたのはだれ？

　1665年、イギリスの科学者ロバート・フックが、ワインなどのびんの栓として使われるコルクを顕微鏡で観察したところ、小部屋のようなものが規則正しく並んでいるのを発見し、スケッチとともに発表しました。

　後にわかったことですが、このときフックが観察した小部屋は細胞そのものではなく、植物の細胞の周りを囲んでいる細胞壁でした。コルクはコルクガシという木を乾燥させて作るのですが、その過程で細胞は死んでしまい、細胞壁だけが残っていたのです。

　しかし、フックの発見をきっかけに、他の生物でも研究が進み、やがてすべての生物が細胞からできていることが明らかになりました。

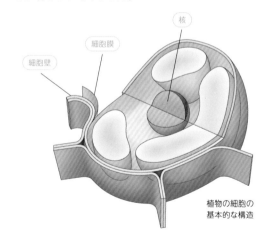

核

細胞膜

細胞壁

植物の細胞の
基本的な構造

細胞ひとつで1匹の生き物

　ヒトの体はたくさんの細胞からできています。一方で、1個の細胞だけでできている生き物もいます。

　例えば、川や池の水の中にいるゾウリムシは、体長0.2〜0.3mm程度の小さな生き物です。ゾウリムシは1個の細胞だけでできていて、食べ物を取り込む口も、光を感じ取る部分も、すべて1個の細胞の中にあります。

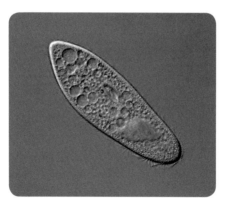

ゾウリムシ

ヒトの体の中はどうなってるの？

→

1 いろいろな臓器を見てみよう

　歩いたり、ごはんを食べたり、呼吸をしたり。暮らしの中で、私たちの体はいろいろな活動をしています。体がうまく活動できるのは、体の中の臓器がそれぞれの役目を果たしているからです。

ヒトの臓器（一部）とそのはたらき

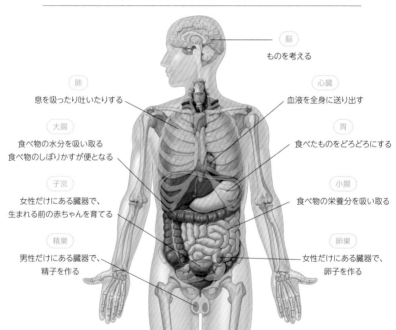

脳
ものを考える

肺
息を吸ったり吐いたりする

心臓
血液を全身に送り出す

大腸
食べ物の水分を吸い取る
食べ物のしぼりかすが便となる

胃
食べたものをどろどろにする

子宮
女性だけにある臓器で、
生まれる前の赤ちゃんを育てる

小腸
食べ物の栄養分を吸い取る

精巣
男性だけにある臓器で、
精子を作る

卵巣
女性だけにある臓器で、
卵子を作る

2 細胞・組織・臓器

　臓器をもっと拡大して見てみましょう。例えば、食べ物の栄養分を吸収する小腸。小腸は管のような形をしていて、胃でどろどろになった食べ物が入ってくる臓器です。管の内側を見てみると、たくさんの突起がびっしりと並んでいます。その突起の断面を見てみると、いろいろな組織が組み合わさっていることがわかります。

臓器はいろいろな組織が組み合わさってできている
組織は細胞が集まってできている

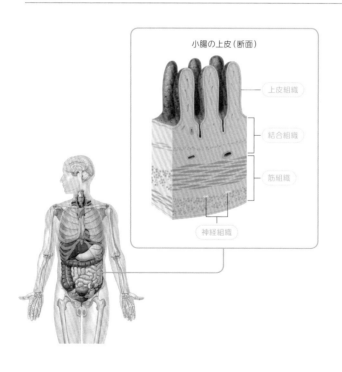

さらに、組織を拡大して見てみると、そこには小さな細胞が無数に集まっています。

　小腸以外の臓器も組織の組み合せによってできあがってい

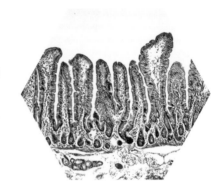

皮膚などの体の表面や、
小腸などの食べ物が通る
面をおおう組織

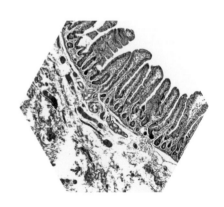

結合組織

組織どうしをくっつける
はたらきをもつ組織

て、それぞれの組織はたくさんの細胞からできています。これは、ヒトはもちろん、犬や鳥などの動物すべてに共通する特徴です。

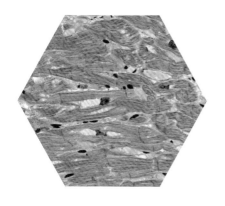

(筋組織)
体を動かす筋肉を作る組織

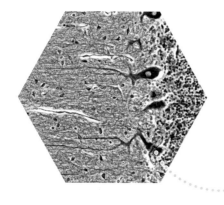

(神経組織)
神経や脳を作る組織

(神経細胞)

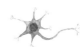

3 | 体の中では何が起こってる？

① 食べ物からエネルギーを得る

食事は、私たちが生きていくためのエネルギーの源です。食べ物を食べた後、私たちの体の中では、臓器のはたらきによって食べ物が細かくすりつぶされて、水分や栄養分が吸収されています。食べ物のしぼりかすは、最終的に便となって出てきます。この過程を消化といいます。

消化に関わる臓器の例
食べ物は、口→食道→胃→小腸→大腸の順に通っていく

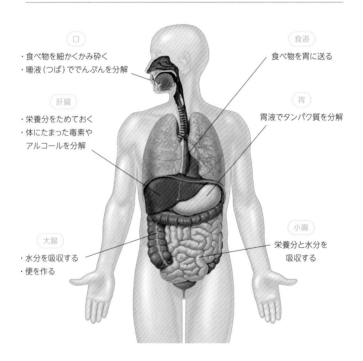

口
・食べ物を細かくかみ砕く
・唾液（つば）ででんぷんを分解

食道
食べ物を胃に送る

肝臓
・栄養分をためておく
・体にたまった毒素やアルコールを分解

胃
胃液でタンパク質を分解

大腸
・水分を吸収する
・便を作る

小腸
栄養分と水分を吸収する

食べ物を分解するタンパク質

　食べ物の栄養分を体が吸収するには、栄養分をさらに細かく分解することが重要です。

　例えば、じゃがいもにはでんぷんという成分が多く含まれています。でんぷんは、体を動かすためのエネルギーになる物質です。でんぷんは糖という物質がたくさんつながってできていて、そのままの状態ではうまく吸収することができません。

　そこで、アミラーゼというタンパク質が活躍します。アミラーゼには、糖どうしのつながりを切って、でんぷんを細かくするはたらきがあります。アミラーゼのように、食べ物を細かくして吸収を助けるはたらきがあるタンパク質を**消化酵素**といいます。消化酵素は、唾液やすい液など、消化に関わる臓器が出す液の中に含まれています。

アミラーゼのはたらき（イメージ）

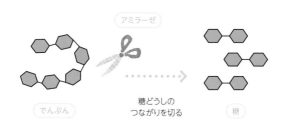

糖どうしの
つながりを切る

② 息を吸って、吐いて

　プールにもぐってしばらく息を止めていると、だんだん苦しくなってきます。普段はあまり意識しませんが、息を吸って吐くという動作は、私たちが生きていくのに欠かせないものです。

　空気は、酸素や二酸化炭素など、いろいろな成分からできています。息を吸い込んだとき、口や鼻から入ってきた空気は、気管という管を通って肺に入ります。肺の中では、空気の入れ替えが行われていて、新鮮な空気から酸素を取り込み、二酸化炭素を外に出しています。

呼吸に関わる臓器

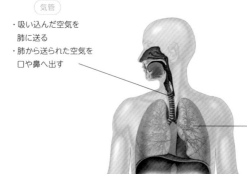

気管
・吸い込んだ空気を
　肺に送る
・肺から送られた空気を
　口や鼻へ出す

肺
体の中と外の空気の
入れ替えを行う

③ 体中に情報を伝える

　この本を読んでいる皆さんの体は、どんなふうに動いていますか？目で文字を追って、読み終えたら指でページをつまんで、めくる。簡単な動きのようですが、この動作を行う間に、体の中ではたくさんの情報が飛び交っています。

　まず、目で感じ取った文字の形が、神経を通じて脳に伝えられ、脳で内容を理解します。最後まで読み終わったぞ、となれば、「ページをめくれ」という指令が脳から神経を通って指へと伝えられ、指の筋肉がページをめくる動きをします。

　体中に張り巡らされた神経には、それぞれの部分で感じ取った刺激（目で見たものや耳で聞いたもの、味、触り心地など）を脳に伝えるものと、脳からの指令を体に伝えるものがあ

体中に張り巡らされた神経

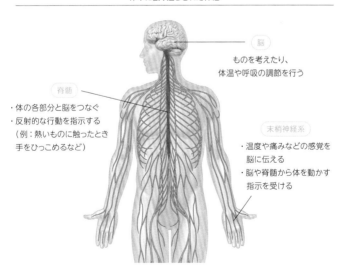

脳
ものを考えたり、
体温や呼吸の調節を行う

脊髄
・体の各部分と脳をつなぐ
・反射的な行動を指示する
（例：熱いものに触ったとき
手をひっこめるなど）

末梢神経系
・温度や痛みなどの感覚を
脳に伝える
・脳や脊髄から体を動かす
指示を受ける

ります。脳からの指令には、「腕を上げろ」「脚を動かせ」など、体の動きを命令する指令のほかに、「心拍数を上げろ」など、自分の意思ではコントロールしていない指令もあります。どちらの情報も、背骨の近くにある脊髄を通って伝えられます。

④ 体を動かす

　ベッドから起き上がる、学校まで歩く、ものを持ち上げる……体はいろいろな動きをしますが、それらの動きを担当するのは、体中にある筋肉です。筋肉は、伸び縮みする筋細胞がたくさん集まってできていて、神経からの「動け！」という指令に応えて、体を動かします。

　普段はあまり意識することはありませんが、消化に関わる臓器や心臓にも筋肉があります。これらの筋肉は、私たちの

体を動かす筋肉

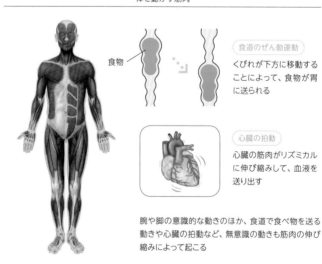

食物

食道のぜん動運動
くびれが下方に移動することによって、食物が胃に送られる

心臓の拍動
心臓の筋肉がリズミカルに伸び縮みして、血液を送り出す

腕や脚の意識的な動きのほか、食道で食べ物を送る動きや心臓の拍動など、無意識の動きも筋肉の伸び縮みによって起こる

意思にかかわらず、臓器の役目を果たすために動いています。ためしに、「心臓、止まれ！」と強く思ってみても、あなたの心臓は止まらないはずです。

⑤ 体中に栄養を運ぶ

胸に手を当てると、心臓がドクンドクンと動いていることがわかります。これは、心臓から血液が押し出される動きです。血液は、体中の血管を巡って、酸素や栄養分を細胞に届けます。一方で、細胞にとっていらないもの（二酸化炭素や老廃物）をもち去ってくれます。

体中を駆け巡った血液は、肺で二酸化炭素を捨て、肝臓や腎臓で老廃物を捨てたあと、最終的に心臓に戻ってきます。そして、心臓の拍動によって再び全身に送り出されます。

体中に張り巡らされた血管と、血液の細胞

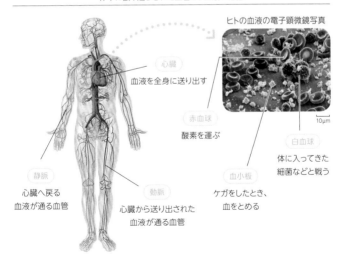

ヒトの血液の電子顕微鏡写真

10μm

心臓
血液を全身に送り出す

赤血球
酸素を運ぶ

白血球
体に入ってきた細菌などと戦う

静脈
心臓へ戻る血液が通る血管

動脈
心臓から送り出された血液が通る血管

血小板
ケガをしたとき、血をとめる

※実際には、動脈と静脈の両方が全身に張り巡らされている

ケガをしたときに出てくる血液はただの液体のように見えますが、実は、血液の中にも細胞が含まれています。血液の中の細胞は、大きく分けて赤血球、白血球、血小板の3種類があります。

⑥ 尿を出す

　呼吸や運動、消化などのさまざまな活動によって、体の中には老廃物がたまっていきます。老廃物が多くなると、体の調子が悪くなってしまうので、老廃物は定期的に体の外へ追い出さなくてはなりません。

　老廃物を排出する方法のひとつが、尿を出すことです。老廃物が血液にのって腎臓までたどり着くと、腎臓では老廃物を集めて、尿を作ります。尿はぼうこうにたまっていき、ある程度の量になると、体の外に排出されます。

尿を作って出すための臓器

腎臓
血液に含まれる老廃物を
集めて尿を作る

ぼうこう
尿をためる

4 | 細胞の寿命と入れ替わり

　細胞には寿命があります。細胞の種類によってその寿命の長さは異なりますが、例えば、血液の中にある赤血球はおよそ120日で死んでしまいますし、小腸の食べ物と接する面の細胞は、約24時間ではがれ落ちてしまいます。しかし、私たちが生きている限り、体の細胞がすべてなくなってしまうことはありません。これはどうしてでしょうか？

　その答えは体性幹細胞にあります。体性幹細胞には、分裂して増える性質と、特定の細胞に変化する性質があります。例えば、体性幹細胞の一種である造血幹細胞は、血液の細胞へ変化する能力をもっていて、赤血球などを絶えず作り出しています。このおかげで、たとえ赤血球が寿命で死んでしまっても、体の中から赤血球がなくなることはないのです。

→ まとめ

☑ 体の中には臓器があり、それぞれの役目を果たしている

☑ 細胞が集まって組織を作り、組織が組み合わさって
　臓器ができる

☑ 細胞には寿命があり、日々新しい細胞と入れ替わっている

ヒトの体ができるまで

私たちは皆、お母さんのお腹の中で育って生まれてきます。どのくらいの期間で生まれてくるかは人によって差がありますが、だいたい280日と言われています。この間に、お母さんのお腹の中では何が起こっているのでしょうか？

1 はじまりはたったひとつの細胞

ヒトが生まれてくるまでの過程は、受精卵というたった1個の細胞から始まります。女性の体で作られる卵子と、男性の体で作られる精子が出合い、受精して1つの細胞になったものが受精卵です。受精卵は、女性のお腹の中にある子宮という臓器の中で育っていきます。子宮は、ふだんは握りこぶしくらいの大きさですが、受精卵が胎児へと育っていくうちに、どんどん大きくなっていきます。

卵子と精子が受精して受精卵になる

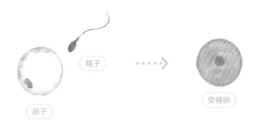

精子

卵子

受精卵

2 | 複雑な形を作るしくみ

① 細胞がどんどん増える

受精卵は何度も分裂を繰り返して、細胞の数を2個、4個、8個……と増やしていきます。細胞の数が16個になった状態を桑実胚（そうじつはい）といいます。見た目が「桑の実（くわ）」に似ていることからそう呼ばれています。

細胞がさらに分裂を続け、数がどんどん増えていくうちに、中が空洞のボールのような状態になります。これが胚盤胞（はいばんほう）です。胚盤胞の外側の細胞は、子宮にしっかりとくっつきます。ボールの内側には細胞の塊（内部細胞塊）（かたまり ない ぶ さいぼうかい）があり、これが胎児として育っていきます。

受精卵が分裂を繰り返し、細胞の数が増えていく

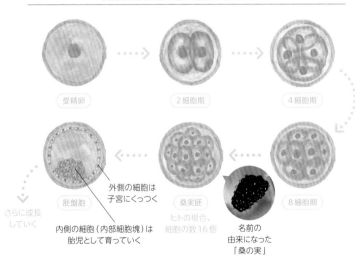

受精卵 → 2細胞期 → 4細胞期

胚盤胞

外側の細胞は
子宮にくっつく

内側の細胞（内部細胞塊）は
胎児として育っていく

桑実胚

ヒトの場合、
細胞の数16個

名前の
由来になった
「桑の実」

8細胞期

さらに成長
していく

② 3つのグループに分かれる

　さらに細胞の数が増えていくと、細胞は外胚葉・中胚葉・内胚葉という3つのグループに分かれます。これらのグループは、それぞれ次の表のように成長していきます。

外胚葉	中胚葉	内胚葉
将来、皮膚や歯、脳などの細胞になる	将来、筋肉や血液、骨などの細胞になる	将来、すい臓や胃、肺などの細胞になる

　細胞が、皮膚や筋肉など、決まった役割をもつ細胞へと変化していくことを分化といいます。細胞が外胚葉・中胚葉・内胚葉に分かれるのは、どの細胞に分化するかをおおまかに決めるステップなのです。

③ 細胞が死んで指ができる？

　時間がたつにつれて、だんだんと体の複雑な形ができあがっていきます。体の形ができあがるには、細胞の数が増えるだけではなく、細胞があえて死ぬことが決め手になることもあります。

　例えば、腕や手の形ができはじめる頃。最初は、指どうしがくっついたうちわのような形をしています。ところが、指の骨ができてくるにつれて、指の間の細胞は死んでいきます。これによって、指が1本1本離れて、見慣れた手のひらの形

に近づいていきます。

　このとき、指の間の細胞は細かくバラバラになって、それぞれのかけらが膜に包まれて死んでいきます。この現象をアポトーシスといいます。ケガや病気で細胞が死んでしまうときには、細胞の中身が外に飛び散り、他の細胞にとって害になることがありますが、アポトーシスでは細胞の断片が膜に包まれているため、そのようなことはありません。

胎児が育っていく過程。
指ができるときには、指の間の細胞が死ぬようにプログラムされている

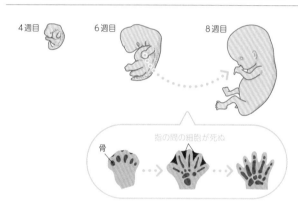

4週目　6週目　8週目

指の間の細胞が死ぬ

骨

→ まとめ

☑ たったひとつの受精卵が、分裂を繰り返して
　細胞数を増やし、体を形作っていく

☑ 細胞は徐々にグループに分かれて、
　それぞれの役割をもった細胞に分化していく

☑ 体の複雑な形を作るために、細胞があえて死ぬことがある

→ 遺伝子ってな〜に？

1 | 受け継がれる遺伝子

① どうして親子は似ているの？

目と口はお父さんにそっくり。鼻と髪の毛はお母さんゆずり。筆者が小さいころから、周りの人によく言われてきました。友だちやその家族を見ても、親子はどこかしら似ているような気がします。

親子が似ているのは、子どもが両親から遺伝子を受け継いでいるからです。遺伝子とは、髪の色や目の色、血液型など、体の特徴を決める情報のことです。

私たちが普段扱う「情報」―― 例えば、音楽や画像のデータは、スマートフォンやパソコンの中に保存することができます。それでは、遺伝子は体のどこに入っているのでしょうか？

② DNAは「メモリーカード」？

細胞には核があり、核の中にはDNAが詰まっていることを説明しました。参照 p.42「細胞の中はどうなってるの？」このDNAこそが、遺伝子を記録している物質、スマートフォンでいえばメモリーカードのようなものです。

DNAは、細長い鎖が2本ねじれて組み合わさったような、二重らせん構造をしています。それぞれの鎖は、ヌクレオチドという物質がたくさんつながってできあがっています。

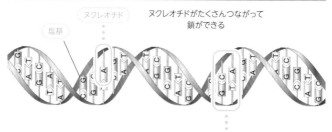

DNAの二重らせん構造

ヌクレオチド

塩基

ヌクレオチドがたくさんつながって
鎖ができる

GとC、TとAの組み合わせで
塩基が向かい合って結合している

ヌクレオチドは、さらに細かいいくつかのパーツからできています。そのパーツのひとつが塩基です。塩基には、G（グアニン）、C（シトシン）、T（チミン）、A（アデニン）という種類があり、GとC、TとAがそれぞれ向かい合って結合しています。実は、この4種類の塩基が、遺伝子の情報を表しています。

今皆さんが読んでいるこの本には、たくさんの文字が並んでいて、その文字の並びがことばになって、意味が伝わります。それと同じように、ヌクレオチドの4つの塩基の並び順が、細胞の中で読み取れることばになって、「目の色は黒」「つむじは左巻き」など、体の特徴を示しているのです。

③ 60億文字分のDNA

ヒトの体細胞1個の核の中には、DNAとタンパク質からできた染色体が46本あります。

染色体は、普段は核の中にちらばっていますが、細胞が分裂するときだけ、ぎゅっと縮んで形がはっきり見えるようになります。このときの染色体を顕微鏡で見てみると、同じ形・同

じ大きさの染色体が2つずつ、合計23組あることがわかります（男性の場合は1組だけ、大きさの違う染色体のペアがあります。これが性別を決める染色体です）。

ヒト（男性）の染色体（模式図）。
同じ大きさの染色体のペアが22組と、大きさの違う染色体のペアが1組ある

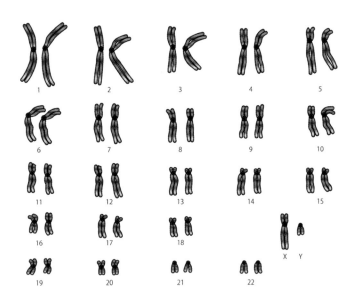

それぞれの組み合わせの片方が父親由来、もう片方が母親由来の染色体です。片方の親から引き継がれる情報を、まとめてゲノムといいます。ヒトの細胞の中には、父親由来と母親由来の、合計2組のゲノムが入っていることになります。

1つの細胞の中の染色体を全部ほどいて、DNAの長さを調べてみると、およそ2mもあります。また、DNAに含まれる塩

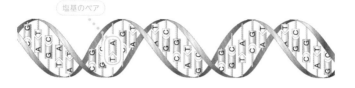

核1個のDNAの長さは、合計約2m!

塩基のペア

核1個には、約60億個も塩基のペアがある!

基のペアの数を調べてみると、約60億ものペアがあります。これは、両親それぞれから30億ずつ受け継いだもので、ペアの数＝DNAに記録された文字の数となります。

　実は、この60億文字すべてが遺伝子の情報を示しているわけではありません。遺伝子は、DNAに記録されている情報のうち、およそ1.5%だけだと考えられています。残りの部分には、遺伝子がうまくはたらくようサポートするための情報が記録されていると考えられていますが、まだはっきりとはわかっていません。

2 遺伝子のはたらき

難しいけどおもしろい!

① 遺伝子を「書き写す」

　音楽は、スマートフォンの中にデータを入れているだけでは聞くことはできません。アプリを立ち上げて、曲を選んでデータを読み取ることで、初めて音が流れてきます。遺伝子も、そ

のまま核の中に置いておくだけでは、体の特徴を指示することはできません。それでは、細胞の中ではどうやって遺伝子を読み取っているのでしょうか？

　遺伝子を読み取るために必要な物質が、RNA（リボ核酸）です。RNAは、DNAと同じように、ヌクレオチドがたくさんつながってできていますが、DNAのような二重らせん構造はとらず、1本の鎖のようになるのが特徴です。

RNAは、ヌクレオチドが1本の鎖のようにつながった物質である

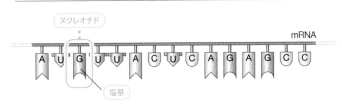

　また、RNAのヌクレオチドの塩基はG（グアニン）、C（シトシン）、U（ウラシル）、A（アデニン）の4種類で、DNAの塩基に結合することができます（DNAのA（アデニン）には、RNAのU（ウラシル）が結合します）。

DNAとRNAの塩基の種類

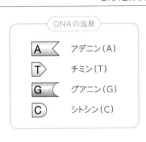

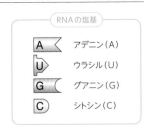

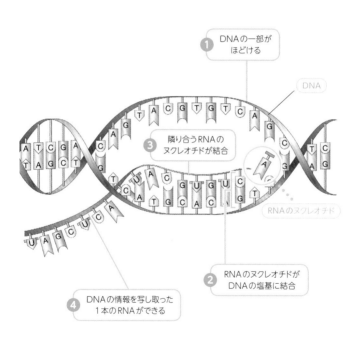

遺伝子を記録しているDNAの塩基の並びを読み取るときは、まず、DNAの塩基どうしの結合が外れます。そこにRNAのヌクレオチドの塩基が1つずつくっついていきます。さらに、隣り合うヌクレオチドどうしが結合して、1本のRNAになります。

DNAの情報がRNAに写し取られるしくみ

① DNAの一部が
ほどける

DNA

③ 隣り合うRNAの
ヌクレオチドが結合

RNAのヌクレオチド

② RNAのヌクレオチドが
DNAの塩基に結合

④ DNAの情報を写し取った
1本のRNAができる

このRNAは、遺伝子とそれ以外の区別をせずにDNAの情報を書き写したものです。そのため、一度RNAができたあと

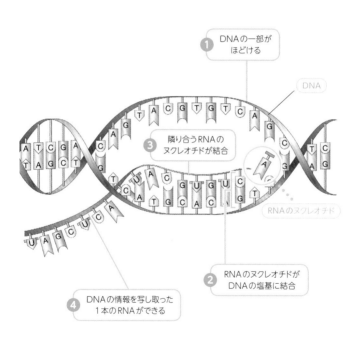

で、不要部分が切り取られます。必要な部分だけが残った
RNAを、mRNA（メッセンジャー RNA）といいます。完成し
たmRNAは、核から出て、細胞質に向かいます。

　メッセンジャーとは、英語で「伝える人」という意味です。
DNAの情報を核の外へ伝えることから、この名前がつきま
した。

DNAの情報がRNAに写し取られるしくみ

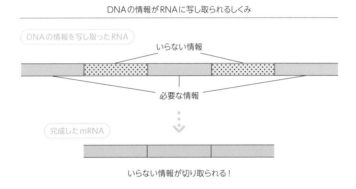

DNAの情報を写し取ったRNA

いらない情報

必要な情報

完成したmRNA

いらない情報が切り取られる！

② 遺伝子の暗号を解き明かせ！

　mRNAの塩基は、3文字で一組の暗号になっています。細
胞質では、この暗号をもとに、タンパク質を作ります。

　タンパク質は、皮膚や筋肉など、体の構造を作るのに重要
な物質です。また、食べたものを分解する酵素や、赤血球に
酸素をくっつけるものなど、体の中で起こるいろいろな活動
を助けるタンパク質もあります。

　肉や魚などの食べ物にはタンパク質が多く含まれています
が、これらを食べるだけでは、体の中で十分なタンパク質を

Part
1
iPS細胞 カンタン丸わかり

Part
2
生き物の体をのぞいてみよう

Part
3
研究者ってどんな人？

巻末
iPS細胞 基本用語集

用意することはできません。なぜなら、食べ物のタンパク質
は、胃や腸で消化されるうちに、アミノ酸に分解されてしまう
からです。そこで、アミノ酸をつなぎなおして、体の中で必要
なタンパク質を作りだす必要があります。

　細胞質の中では、mRNAの3文字の暗号を読み取って、そ
の暗号に対応するアミノ酸が順番に並んでいきます。そして、
アミノ酸どうしがくっついて、タンパク質ができあがります。
mRNAがDNAのどこから書き写されたかによって、作られ
るタンパク質が違います。

mRNAの暗号をもとにタンパク質が作られるしくみ

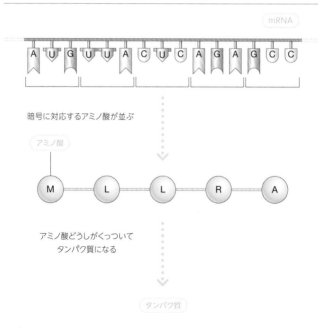

DNAを読み取るとき、
どうしてわざわざRNAに書き写すの?

　mRNAの塩基の並び順にしたがって、アミノ酸がつな
がり、タンパク質が作られることがわかりました。しかし、
DNAにだって塩基が並んでいるのに、どうしてわざわざ
RNAに書き写すのでしょうか?

　これにはいろいろな利点があると考えられています
が、そのひとつが、DNAの1か所の情報を書き写すだ
けで、いろいろなタンパク質を作れるということです。

　DNAの情報を書き写したRNAは、いらない情報を切
り取り、必要な情報だけを残すように加工されます。こ
のとき、どの情報を残すかによって、多種多様なmRNA
を作ることができます。このしくみによって、DNAの情報
から直接タンパク質を作るよりも、はるかに多くの種類の
タンパク質を作ることができるのです。

DNAの情報を写し取ったRNA

A		B		C		D

どの部分を切り取るかによって、
いろいろなmRNAができる

A	B	C	D

A	B	D

A	D

③ 細胞の特徴は遺伝子で決まる！

遺伝子は、髪の色や血液型など、体の特徴を決める情報だと述べました。体の特徴が人によって違うのは、どんな遺伝子をもっているかが人によって違うからです。

実は遺伝子は、個人の違いだけではなく、細胞の種類の違いにも関係しています。細胞の種類が違うと、どの遺伝子が読み取られるかが違うのです。

受精卵は、赤血球のタンパク質、筋肉のタンパク質など、体を作るのに必要なすべての遺伝子の情報をもっています。受精卵が分裂して細胞の数が増えていくとき、そのDNAはまるごとコピーされて、それぞれの細胞に引き継がれます。

それぞれの細胞が徐々に役割をもっていくときには、どの遺伝子を使うかが決まっていきます。例えば、赤血球になる細胞では赤血球の遺伝子だけを使い、他の遺伝子は使わないようにカギをかけてしまうのです。

このようにして、細胞の役割の違いによって異なる遺伝子が読み取られ、異なるタンパク質が作られるようになります。

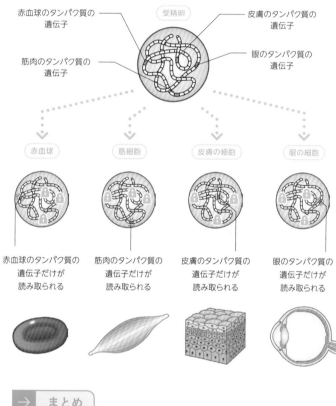

細胞の種類ごとに違う遺伝子が読み取られ、違うタンパク質が作られる

赤血球のタンパク質の
遺伝子

受精卵

皮膚のタンパク質の
遺伝子

筋肉のタンパク質の
遺伝子

眼のタンパク質の
遺伝子

赤血球

筋細胞

皮膚の細胞

眼の細胞

赤血球のタンパク質の
遺伝子だけが
読み取られる

筋肉のタンパク質の
遺伝子だけが
読み取られる

皮膚のタンパク質の
遺伝子だけが
読み取られる

眼のタンパク質の
遺伝子だけが
読み取られる

→ まとめ

☑遺伝子は……

・体や細胞の特徴を決める情報のこと！

・核の中のDNAに記録されている！

☑遺伝子の情報をもとに、タンパク質が作られる

☑細胞の種類によって、違う遺伝子が読み取られる

ケガや病気のときは……？

　転んで骨折したり、風邪をひいたり、時には、がんになってしまったり。ケガや病気は、いつも私たちの生活の身近にあります。ヒト以外の生き物も、ケガや病気と無縁ではいられません。

　一方、生き物の体には、そのような体の不調から回復する力が備わっています。ここでは、その一部を紹介します。

　なお、世の中にはさまざまなケガや病気があるので、ここですべてを紹介することはできません。また、いくら体に回復する力が備わっているといっても、ケガや病気の種類や程度によってはその能力が追い付かないこともありますので、治療については、病院に行ってお医者さんに相談することが大切です。それを踏まえたうえで、いくつかの例を見てみましょう。

1 ケガをしてしまったら？

① ヒトが骨折したときはどうなるの？

　骨折とは、骨が折れたり、欠けたりしてしまった状態のことです。しかし、一度折れた骨はずっとそのままではなく、いずれ骨どうしが再びくっついていきます。

　骨折すると、骨が折れた場所に細胞が集まってきて、新しく骨を作る土台を作っていきます。しばらくすると、硬い骨の細胞ができて、骨折が治っていきます。

ただし、折れた骨は放っておいても大丈夫ということではありません。適切な位置で骨を固定しておかないと、うまくくっつかなかったり、正しくない向きにくっついたりしてしまうことがあります。交通事故やスポーツで、骨に強い衝撃があったときは、病院で治療を受けることが大切です。

骨折が治るしくみ

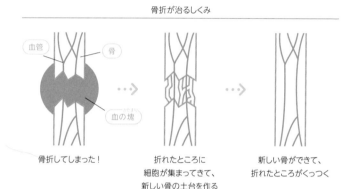

血管　　骨

血の塊

骨折してしまった！

折れたところに
細胞が集まってきて、
新しい骨の土台を作る

新しい骨ができて、
折れたところがくっつく

② 真っ二つになっても大丈夫！プラナリア

　プラナリアは、川や池のきれいな水の中にすんでいる、ナメクジに似た小さな生き物です。つぶらな目がとてもかわいい生き物ですが、実はこのプラナリア、体を真っ二つに切られても、それぞれの断片から体全体が再生して2匹のプラナリアになるという驚異の再生能力をもっています。これは、体中に幹細胞が散らばっていて、どこで切られても残りの部位を再生できるからだと考えられています。ちなみに、ある研究者はプラナリアを279個に切り分けてみましたが、その断片からも全身を再生することができたそうです。

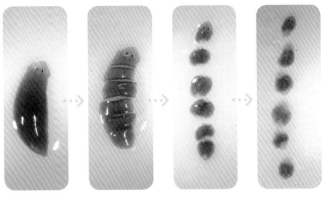

切られたプラナリアが再生していく様子

③ しっぽも足も元通り！イモリ

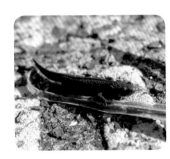

アカハライモリ

　イモリは強い再生能力をもつ生き物で、しっぽが切れても、足が切れても、しばらくすれば元通りに生えてきます。子どものイモリには、プラナリアと同じように、体の中に多くの幹細胞が存在していて、体のいろいろな部分を再生してくれます。一方、大人では幹細胞の数は少なくなっているにもかかわらず、再生能力は子どもの頃と大差ありません。それでは、大

人のイモリの体が再生されるときには、いったい何が起こっているのでしょうか。

　実は大人のイモリでは、しっぽや足など体の一部が切断されると、傷口の細胞が変化し、たくさん分裂して数を増やせるようになります。数を増やした細胞は、筋肉や骨など、新しい体のパーツを作り出すために必要な細胞に変化していきます。

イモリの足が再生するしくみ

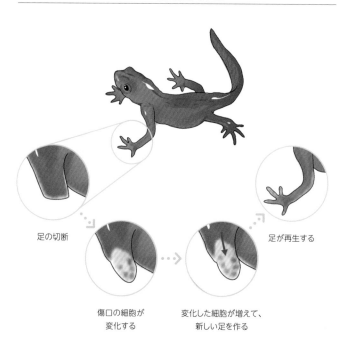

足の切断

傷口の細胞が
変化する

変化した細胞が増えて、
新しい足を作る

足が再生する

2 | がんと戦うしくみ

　がんは、日本では2人に1人が経験すると言われる身近な病気です。そして、がんができるメカニズムにおいても、がんは非常に「身近」なものです。

　なぜ「身近」かというと、がんは患者さん自身の細胞が変化したものだからです。体の細胞に何らかの異常が起こって、増殖が止まらなくなったものをがん細胞といいます。がん細胞がどんどん増えることで、臓器が使うべき栄養が奪われてしまったり、臓器のはたらきが邪魔されたりする状態ががんという病気です。

　一方で、患者さんの体の中には、がん細胞と戦うしくみが備わっています。例えば、ヒトの体にはキラー T 細胞という細胞があります。この細胞ががん細胞を見つけて攻撃すると、がん細胞は破裂するように死んでしまいます。

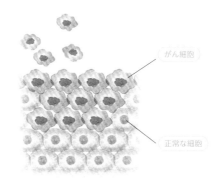

がん細胞

正常な細胞

がん細胞が無制限に増殖する様子（模式図）

しかし、がん細胞と戦ううちに、キラーＴ細胞は疲れて弱っていってしまいます。そこで、病院で治療を受けることが大切です。お医者さんは、がん細胞を手術で取り除いたり、がん細胞を退治する薬を使ったりして、体の中のがん細胞を減らす治療をしてくれます。

→　まとめ

☑生き物の体には、ケガや病気を治す力がある！

　（ただし、体に備わった能力には限界があるので、

　病院で治療を受けることが大切です）

→ 生き物の力を生かした技術

1 | クローンってな〜に？

① カエルのクローン

「カエルの子はカエル」ということわざがあります。親子がよく似ていることの例えですが、遺伝情報について考えてみると、実際には、親子が全く同じということはありません。カエルの子どもは両親からそれぞれ半分ずつ遺伝情報を受け継いでいるので、両親どちらとも、微妙に違っています。

一方、あるカエルと全く同じ遺伝情報をもつカエルを、人工的に作り出すこともできます。これがクローンです。種イモを土に埋めると生えてくるジャガイモや、分裂で増えていくゾウリムシなどは、人の手が入らなくても、全く同じ遺伝情報をもつクローンを増やしていきますが、卵と精子の受精によって子どもが生まれる動物では、ふつうクローンは生まれてきません。

このような動物からクローンを作るのに初めて成功したのが、ジョン・ガードン博士です。ガードン博士は、オタマジャクシの小腸の細胞から核を取り出し、核を壊したカエルの卵にその核を移植しました。すると、その卵が、大人のカエルにまで成長したのです。

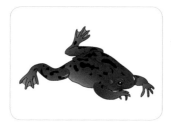

成体（正常）

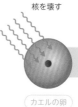

核を壊す

カエルの卵

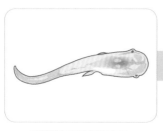

オタマジャクシ（アルビノ）

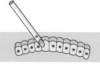

生まれつき
体が白いオタマジャクシの
小腸の細胞から核を吸い取る

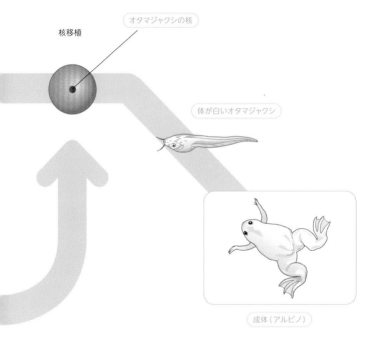

核移植

オタマジャクシの核

体が白いオタマジャクシ

成体（アルビノ）

Part
1
iPS細胞 カンタン丸わかり

Part
2
生き物の体をのぞいてみよう

Part
3
研究者ってどんな人？

巻末
iPS細胞 基本用語集

1962年、ガードン博士がこの研究成果を発表したことは、生き物の研究の歴史に大きな影響を与えました。実は当時、成長した細胞の核の中では、遺伝子の数が少なくなっているのではないかと考えられていました。例えば、神経の細胞では神経の細胞で使われる遺伝子だけが残っていて、そのほかの遺伝子は消えてしまっている、といったぐあいです。

ガードン博士の実験**以前**の考え方

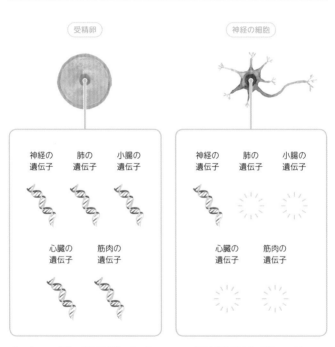

体のすべての部分の遺伝子が核の中にある　　必要な遺伝子以外は消えてしまう！

　しかし、ガードン博士の実験によって、一度成長した細胞の核にも、体のすべての部分の遺伝子が残っていて、人工的な操作によってそれを再びはたらかせることができるとわかったのです。この発見が、のちのiPS細胞の開発にもつながりました。

ガードン博士の実験**以降**の考え方

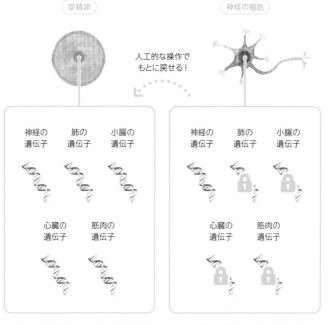

受精卵

神経の細胞

人工的な操作で
もとに戻せる！

神経の
遺伝子

肺の
遺伝子

小腸の
遺伝子

心臓の
遺伝子

筋肉の
遺伝子

神経の
遺伝子

肺の
遺伝子

小腸の
遺伝子

心臓の
遺伝子

筋肉の
遺伝子

体のすべての部分の遺伝子が核の中にある　　　必要な遺伝子以外はロックされる

② ヒツジのクローン

　カエルでできたことは、他の動物でもできるんじゃないか？ヒツジやウマなど、人間生活に関わりの深いほ乳類ではどうだろう？そう考えた研究者たちは、ほ乳類に属する動物のクローンを作る研究に続々ととりかかりました。

　1997年にその一番乗りを果たしたのが、ドリーと名付けられたヒツジです。ドリーは、乳腺（母乳を作る組織）の細胞から取り出した核を、核を取り除いた卵子に移植し、その卵子を別のメスのヒツジの子宮に入れることで生まれてきたクローンです。

　その後、ウシやウマなどの動物でもクローン作製が成功しました。一方、ヒトのクローンを作ることは、日本を含む世界の多くの国で禁じられています。

クローンヒツジ「ドリー」を生み出した方法

ヒツジA ・・・・▶ 乳腺上皮細胞 ・・・・▶ ヒツジAの核

ヒツジB ・・・・▶ 未受精卵 ・・・・▶ ヒツジCの子宮内に移植

核を取り除く

ドリー ◀・・・・・・ 出産 ヒツジC

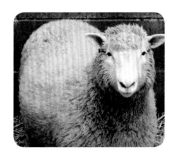

ドリー

> 2 「遺伝子を入れる」って、
> 結局どういうこと？

難しいけど
おもしろい！

① ウイルスの力を借りて

24〜25ページでは、iPS細胞の作り方について、「4つの遺伝子を細胞に入れる」と説明しました。細胞に一瞬電圧をかけて穴をあけ、そこから遺伝子を入り込ませるのです。しかし実は、iPS細胞が開発された当初には、別の方法が使われていました。その方法とは、ウイルスの力を借りる方法です。

日常生活で身近なウイルスといえば、インフルエンザウイルスでしょうか。これ以外にも、病気の原因になるウイルス、そうでないウイルスといろいろありますが、共通する特徴は、生物の細胞を利用して増殖するということです。

ウイルスも生物と同じように、遺伝子をもっています。生物の細胞が分裂するときには、遺伝子がコピーされて分裂後の細胞に引き継がれますが、ウイルスは自分で遺伝子をコピーすることができません。そこで、生物の細胞に穴をあけて、そ

こから自分の遺伝子を送り込みます。すると、細胞がもともともっている力によって遺伝子がコピーされて、ウイルスがどんどん増えていきます。

　科学者たちは、ウイルスが遺伝子を送り込む力を利用して、特定の遺伝子を細胞に入れることを思いつきました。特に、レトロウイルスというウイルスは、核にあるDNAを1か所切って、そこに自分の遺伝情報をまぎれこませることができます。そこで、iPS細胞を作るための4つの遺伝子をレトロウイルスに入れて、それを皮膚や血液の細胞に送り込ませたのです。

　ところが、この方法には問題がありました。細胞の中にある重要な遺伝子を切ってしまう可能性があるのです。重要な遺伝子が切れてしまって、その遺伝子がはたらかなくなると、細胞ががん細胞に変化してしまう恐れがあります。これは、iPS細胞を医療に使っていくために、克服しなければならない重大な問題でした。

レトロウイルスによって遺伝子を送り込むしくみ

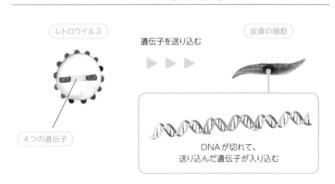

レトロウイルス

遺伝子を送り込む

皮膚の細胞

4つの遺伝子

DNAが切れて、
送り込んだ遺伝子が入り込む

② 核以外でも、遺伝子ははたらける！

　レトロウイルスの問題点を解決するために登場したのが、エピソーマルプラスミドです。エピソーマルプラスミドは、輪っかのような形をしたDNAで、核の中に入っていかないのが特徴です。核に入り込まないので、もともと細胞がもっている遺伝子を傷つける心配はありません。

　実は遺伝子は、細胞の中に入りさえすれば、核の外にあったとしても、mRNAに写し取られてはたらくことができます。そこで、細胞に電圧をかけて穴をあけ、そこからエピソーマルプラスミドを送り込みます。すると、エピソーマルプラスミドがもつ遺伝子はしっかりと機能して、iPS細胞ができあがるというわけです。

エピソーマルプラスミドによって細胞に遺伝子を入れるしくみ

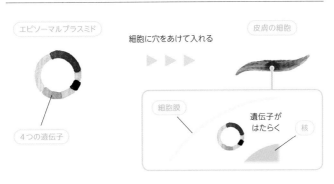

エピソーマルプラスミド　　　細胞に穴をあけて入れる　　　皮膚の細胞

細胞膜　　　遺伝子がはたらく　　　核

4つの遺伝子

DNAの二重らせん構造が明らかになったのが1953年。以来、DNAに記された暗号を読み解き、遺伝子を発見する研究がどんどん進んでいきました。

もともとあるDNAを読むだけにとどまらず、2010年代には、ヌクレオチドを自由に切り貼りして「編集」する技術が広まっていきました。ゲノム編集技術の登場です。

ゲノム編集技術を使うと、DNAの狙った場所に切れ目を入れて、新しい塩基をその間に入れたり、逆にもとの配列を切り取ってしまったりすることができます。このとき、DNAを切るハサミの役割をするのがヌクレアーゼ。おもにタンパク質でできていて、ヌクレオチドどうしのつながりを切るはたらきがあります。

ゲノム編集のしくみ(イメージ)

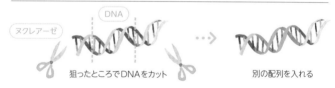

狙ったところでDNAをカット　　　　別の配列を入れる

もともと生物の体の中にもヌクレアーゼがありますが、ゲノム編集では、人工的に作ったヌクレアーゼを使います。このヌクレアーゼに、DNAの狙った場所を目指してくっつくようなしかけをしておいて、比較的正確にゲノムを編集できるようにしたのです(100%確実に狙ったところが切れるわけではありません)。

　ゲノム編集技術を使うと、例えば、病気の症状と遺伝子の関係を詳しく調べることができます。ある遺伝子の変化が原因と考えられている病気なら、その遺伝子をゲノム編集で修復してみたとき、症状がどう変わるかを観察することができます。

　また、筋肉量の多い魚や害虫に強いトウモロコシなど、動植物の性質を変化させることもできます。一方で、遺伝子を編集することで、思いがけない害が生まれることを心配する声もあり、安全性をよく確認していくことが必要です。

 遺伝子組み換えとゲノム編集は
何が違うの？

　納豆のパックを見ると、「遺伝子組み換え」ということばを見かけることがあります。ゲノム編集と似ているように見えますが、違いはあるのでしょうか？

　遺伝子組み換えは、もとの細胞がもつDNAのどこか1か所を切って、その間に遺伝子を入れる技術です。切れる場所はランダムで、どこに遺伝子が入るかはやってみないとわかりません。そのため、狙った場所に遺伝子を入れるには、何度も実験を繰り返す必要があります。

　一方、ゲノム編集は、ほぼ確実に狙ったところを切れるというのが特徴です。これにより、ゲノムの内容を書き換えるのは、以前よりかなり簡単になりました。

4 | iPS細胞の先輩、ES細胞

　たくさん分裂して、どんな細胞にもなれる。医療に役立つ可能性に満ちたiPS細胞ですが、実は、iPS細胞以外にも似た能力をもつ細胞があります。その名はES細胞（胚性幹細胞）。ES細胞が初めて作られたのは、iPS細胞が開発される20年ほど前のことです。

　ES細胞は、胚盤胞 参照 p.59 の内側にある内部細胞塊を取り出して培養したものです。iPS細胞と同様に、開発された当初から、再生医療への応用が期待されています。

　一方、ES細胞のもとになる胚盤胞は、子宮に入れればそのまま成長し、赤ちゃんとして生まれてくる可能性のある細胞です。ES細胞を作るために、胚盤胞を壊してもいいのかどうか……今なお議論は続いています。

胚盤胞の構造

外側の細胞は
子宮にくっつく

内側の細胞（内部細胞塊）は
胎児として育っていく

　現在、ES細胞を作るときには、「余った」胚盤胞を使っています。最近では、自然に赤ちゃんを授かることが難しい場合に、体の外で卵子と精子を受精させて、受精卵から育った胚盤胞を女性の子宮に戻すことがあります（これを人工授精といいます）。このとき、いくつかの卵子を受精させてから、その一部を子宮に戻すので、多くの場合、胚盤胞が余ってしまいます。余った胚盤胞はいずれ捨てられてしまう運命にありますが、卵子と精子の提供者から許可を得られれば、この胚盤胞からES細胞を作ることがあります。

　iPS細胞と同様に、ES細胞を使って、眼の病気や脊髄損傷を治療するための研究が着々と進められています。ES細胞を使った実験でわかったことが、iPS細胞の発展に役立つこともありますし、その逆もあります。

→ まとめ

☑クローン技術、ゲノム編集技術、ES細胞など、
　科学の発展によってさまざまな技術が生まれた

☑それぞれの技術をどう使うかは、私たちの考え方や
　社会のしくみに大きな影響があるので、
　研究者にまかせっぱなしにせず、
　ひとりひとりが考えていく必要がある

#2

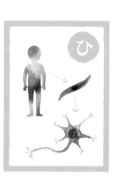

ひ

リプログラミング

ダイレクト

ひふが神経に

通常、私たちの皮膚は皮膚のまま、神経は神経のままで、それぞれの細胞の役割が変わることはありません。しかし、今では人工的に細胞の役割を変化させることができるようになりました。その方法のひとつがiPS細胞を作ること。いったんiPS細胞になれば、他の細胞に変化させることができます。

一方、iPS細胞へと初期化する手順を省き、ある細胞を他の細胞に直接変化させる方法も生まれました。これをダイレクトリプログラミングといいます。例えば、2011年には、皮膚の細胞にいくつかの特定の遺伝子を入れて、しばらく置いておくと皮膚が神経に変身していたことが発表されました。

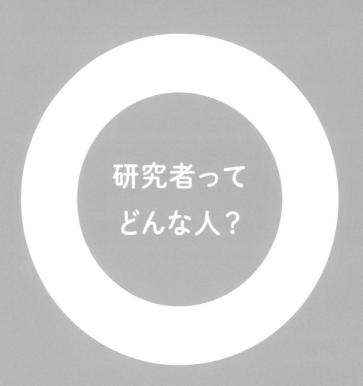

Part 3

研究者って
どんな人？

1 | そもそも、研究者になるには どうしたらいいの？

　Part1、Part2では、さまざまな研究の成果を紹介してきました。これらの研究の最前線を担っているのが、研究者と呼ばれる職業の人たちです。

　研究者は、過去の研究を振り返り、まだ解決していない謎を見つけ、それを解き明かす人たちです。生命科学以外にも、工学、化学、文学、社会学……などいろいろな分野で、そして、大学や企業、病院などいろいろな場所で、研究者が活躍しています。日本には、2019年の時点で、およそ87万人の研究者がいます。

　それでは、研究者になるには、どんな勉強をすればいいのでしょうか？

　京都大学iPS細胞研究所で働く研究者の多くは、大学院を修了して博士号を得ています。中学校卒業から大学院修了までを順番に見ていくと、まず、中学校卒業後は多くの人が高校や高専に進みます。その後大学でさらに勉強し、卒業した人は、勉強した分野の学士号を手に入れます。

　大学を卒業した人がさらに専門分野を極めるための教育機関として、大学院があります。大学院は修士課程、博士課程

と順に進むことができ、それぞれで修士号、博士号がもらえます。企業で働く研究者の場合は、修士課程を終えてすぐに就職していることも多いようです。

　大学院では、研究の方法をおもに学びます。過去の論文をたくさん読んで、自分だけの研究テーマを見つけます。疑問を解決するためにどんな実験をすればいいか、研究成果を論文に書く方法、などなど、指導してくれる先生のもと、実際に研究しながら学んでいきます。

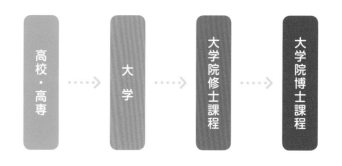

高校・高専 ⋯⋯▷ 大学 ⋯⋯▷ 大学院修士課程 ⋯⋯▷ 大学院博士課程

2 研究者に聞いてみよう！

　実際に研究者になったら、毎日どんなことをして過ごすのか？どんな学生だったのか？研究は楽しいのか、それとも辛いのか？家族との時間はどう作っているのか？—— 研究者に聞いてみたいたくさんのことを、京都大学iPS細胞研究所で働く研究者2人にぶつけてみました。普段はなかなか会えない研究者の素顔に触れてみましょう。

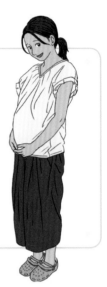

竹中 菜々 研究員

PROFILE

名古屋大学で理学療法を学ぶ。卒業後
は名古屋大学大学院でES細胞を使った
研究を行い、博士号を取得。その後、京
都大学iPS細胞研究所で研究を開始した。

理学療法士から研究者へ方向転換

竹中さんはいつも穏やかで、研究所でお見かけすると
にっこり挨拶をしてくれる素敵な方です！
今日はお話楽しみにしています。よろしくお願いします。

 こちらこそ、よろしくお願いします！

竹中さんは、大学では理学療法士になるための勉強を
していたとのこと。そもそも、理学療法って何でしょう？

けがなどで体を動かしにくくなった人のリハビリの一環として、運動したり、患部を温めたりして、運動機能を取り戻すための治療を行うことです。

医療に関わる仕事にもいろいろあると思いますが、なぜ理学療法士を選んだのでしょう？

姉が長く病気を抱えており、現代の医学では完治は難しいと言われていました。そのため、小学生のころから医療に関連した仕事をしたいと強く考えていました。
数ある医療職の中から理学療法士に興味をもったのは、高校時代のことです。部活でサッカーをやっていてケガが多く、治療のときによく理学療法士さんのお世話になったのがきっかけでした。

しかし、どこで研究者へと方向転換したんですか？

父が工学の研究者だったので、もともと修士までは行って研究をしてみたいという気持ちがありました。修士を出たら理学療法士として働こうと思っていたのですが、大学4年生のとき、iPS細胞が登場したことで、状況が大きく変わりました。

研究が患者さんに届く！

iPS細胞の登場で、どんな変化があったんですか？

大学生のとき、ES細胞を使って、傷ついた筋肉に対する再生医療の研究を行っていました。実は当時、ES細胞は、研究には使えるけど、実際の治療には使いにくいと考えられていました。

受精卵を壊して作る点と、患者さんに移植すると拒絶反応が起こる点が大きな問題としてとらえられていたためです。現在は、医療用のES細胞の作製も始まりましたが。

そんな当時の状況の中、現れたのがiPS細胞です。受精卵を壊さず、患者さん自身の細胞から作ることができるので、再生医療の実現がぐっと近づいたと感じました。

研究成果が医療現場に届くイメージができたんですね！

それまでは医療現場に行って患者さんを支えたいと思っていたけれど、iPS細胞を使えば、研究で患者さんを助けることもできるんじゃないか？と思いました。そこで、博士課程まで進学して研究者を目指すことにしました。

京都大学iPS細胞研究所で働くことになったのはなぜですか？

博士課程のときに参加した国際学会で、櫻井英俊先生に出会いました。櫻井先生はお医者さんでもあり、また、iPS細胞研究所で筋肉の病気の治療法を研究している研究者でもあります。

そのとき先生から、「再生医療は、細胞を移植すれば終わりというものではない。その後のリハビリだって重要なはずだ。理学療法の知識と、ES細胞を使った研究の経験を組み合わせて、筋肉の治療法の研究を進めてほしい」というお話をいただき、iPS細胞研究所で働くことを決めました。

マウスのリハビリ？

今は、筋ジストロフィーという病気の研究をしているとうかがいました。どんな病気なんですか？

筋ジストロフィーは、全身の筋肉が徐々に弱っていくことで、体が動かしにくくなる病気です。

Part
1
iPS細胞 カンタン丸わかり

Part
2
生き物の体をのぞいてみよう

Part
3
研究者ってどんな人？

（巻末）
iPS細胞 基本用語集

根本的な治療法がなく、難病に指定されています。

私は、iPS細胞から作った健康な筋肉細胞を病気のマウスに移植し、その後どんなリハビリをすれば筋肉が回復するのかを調べています。

マウスのリハビリ!? どんなことをするのでしょうか。

例えば、何もないゲージにマウスを入れておくのは、ヒトでいうとソファーでごろごろしながらテレビを観ている状態と同じだと言われています。

ゲージに回し車を入れた場合は、ヒトなら散歩と同じくらい。ランニングマシンを入れることもあります。

あとは、麻酔でマウスの意識を失わせた後で、特定の筋肉だけに電気で刺激を与えることもあります。ヒトでいうとスクワットとか腕立て伏せとか、一部の筋肉を集中的に鍛える筋トレですね。

逆に安静にしておくのがいいという可能性も
あります。安静にする場合でも、移植したと
ころを曲げておくのか、伸ばしておくのか
……選択肢は山ほどあります。

竹中さんの理学療法の知識がフル活用されていますね。

リハビリのほかに、患者さんのためにはどこ
の筋肉を治療するのがいいか？という課題
にも取り組んでいます。

筋ジストロフィーは全身の筋肉が弱っていく
病気ですが、全身の筋肉に移植をするのは
難しいのです。そこで、どこを治療すれば患
者さんの生活が便利になるかを考えて、ポイ
ントを絞る必要があります。

実は、患者さんができる動作・できない動
作を評価して、患者さんの日常生活における
動作を維持・向上できるように考えるのも理
学療法士の仕事です。

「この筋肉が動けば、あの動作ができる」という理学療法の知識が、この研究でも生きていますね。

名古屋―京都の新幹線通勤

竹中さん、実は名古屋に住んでいるんですよね？
どうやって京都の研究所まで通勤しているんですか？

新幹線を使っています。乗っている時間は30分くらいです。
実は6歳と1歳の娘がいて、朝の支度は大忙しなのですが、この30分の間に気持ちを仕事モードに切り替えています。

娘さん、保育園に行っているんですね。
研究で遅くなることもあると思うんですが、お迎えはどうしているんですか？

夫と交代で行っています。お迎えがある日は17:30には仕事を終えますが、週1-2回はもう少し遅くまで残って実験していますよ。

忙しい日々の中で、時間をかしこく使うコツは何ですか?

仕事を整理して、新幹線の中でできることは研究所でやらないこと!メールのやりとりや書類の修正は新幹線でもできるので、研究所では、そこでしかできない実験やミーティングに集中するようにしています。

研究者はとにかく実験に追われているイメージがあるのですが、休日に働いていることもあるんですか?

いえ、休日は家族との時間を楽しむようにしています。

近所の公園に行くこともありますが、実は新幹線の定期を使うと、小学生未満の子どもはタダで乗れるので、京都に遊びに連れてくることもあります。

研究室にはお子さんのいる方も多いので、一緒に遊ぶのも楽しいですよ。

それと、実は自転車が趣味で、広島県と愛媛県をつなぐしまなみ海道（約70km）を渡ったり、静岡県の浜名湖を一周（約65km）したり、全国で走り回っています。自転車、爽快ですよ！自分の力でどんどん進めるのが楽しくてクセになります。

信じて続けることが何より大事

研究者として活躍されている竹中さんは、やっぱり理科が得意だったんですか？

いえ、そんなことはありませんでしたよ。むしろ英語や国語が好きでした。

医療系の勉強をするために、苦手ながらもがんばって理科を勉強しました。

でも、研究者になってみると、英語や国語の勉強も大事だとつくづく思います。

世界中の研究者と渡り合っていくには英語が必要ですし、研究費を申請するときなど、しっかりした文章を求められるときもたくさんあります。

理科や数学に限らず、いろいろな勉強・経験が大切なんですね。

高校では理系・文系をはっきりと分けず、いろいろな教科を勉強できたのがよかったなと思っています。勉強以外だと、本もよく読みました。東野圭吾の小説が今でも好きです。

今、研究は楽しいですか？辛いこともありますか？

私、研究所に来るだけでいつもワクワクします。まだ世界中の誰も知らないことをこの手で調べていると思うと実験も楽しいですし、いろいろな知識をもった研究者と議論するのも刺激になります。

もちろん、書類の締め切り前などはしんどいときもありますが、研究の楽しさにはかないません。

研究者として働くうえで、大切だと思うことって何ですか？

大学院時代に指導してくださった女性の先生から、「とにかく続けなさい」と言われたことがあります。人生にはボロボロなときも、かっこよくないときもあるけれど、とにかく信じて続けていれば、いつか必ず成果が出る、と。出産直後はその言葉を痛感しました。体力を消耗したために、産前と同じように働くことができず辛かったのですが、いつか芽が出ると信じて今日までやってこれました。あきらめないことこそが大事なんだと信じて、これからも研究を続けていきたいと思います。

研究員・竹中さんの持ち物チェック！

|大公開！|

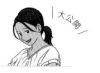

実験用ティッシュ
試薬をふきとるときなどに使う

びん
試薬などを入れる

顕微鏡
細胞や組織を拡大して見る

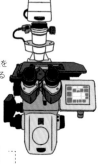

計算機
試薬の濃度を計算するときなどに使う

デジタルピペット
1mL以下の液体も測りとることができる、すごいスポイト

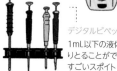

動物の組織の標本を作る道具
組織を薄く切ってガラス（プレパラート）の上で乾燥させる

動物の組織の標本
プレパラートの上に貼り付けた組織をたくさん保存している

マウスを解剖するための道具
実験の結果、マウスの組織でどんな変化があったかを観察するために解剖する

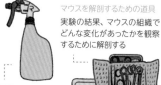

トートバッグ
夫の妹が作ってくれたお気に入りのバッグ

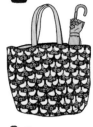

70%エタノール
実験前に手や机を消毒するのに使う

お弁当とランチバッグ
お昼は研究所内の休憩スペースで食べる

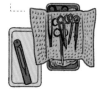

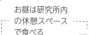

きんちゃく
ハンドクリームやティッシュを入れている

108

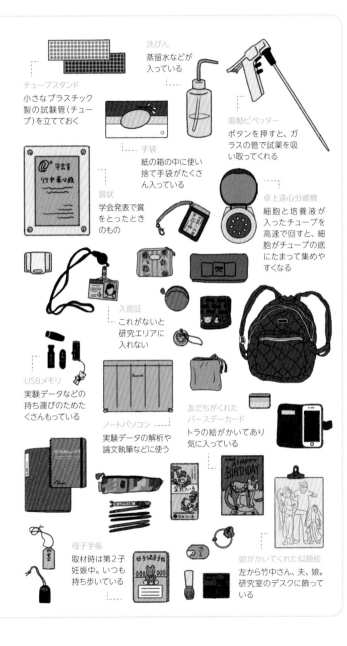

チューブスタンド
小さなプラスチック製の試験管（チューブ）を立てておく

洗びん
蒸留水などが入っている

電動ピペッター
ボタンを押すと、ガラスの管で試薬を吸い取ってくれる

手袋
紙の箱の中に使い捨て手袋がたくさん入っている

賞状
学会発表で賞をとったときのもの

卓上遠心分離機
細胞と培養液が入ったチューブを高速で回すと、細胞がチューブの底にたまって集めやすくなる

入館証
これがないと研究エリアに入れない

USBメモリ
実験データなどの持ち運びのためたくさんもっている

ノートパソコン
実験データの解析や論文執筆などに使う

友だちがくれたバースデーカード
トラの絵がかいてあり気に入っている

母子手帳
取材時は第2子妊娠中。いつも持ち歩いている

娘がかいてくれた似顔絵
左から竹中さん、夫、娘。研究室のデスクに飾っている

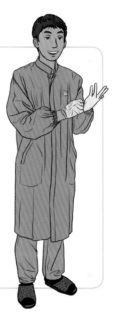

米谷 耕平 助教

PROFILE

京都大学大学院で免疫のシステムを研究し、博士号を取得。理化学研究所で約7年間勤務したのち、ドイツのマックス・プランク研究所に移る。およそ4年間の海外経験を経て帰国し、京都大学iPS細胞研究所で働き始めた。

「好き」を胸に研究者の道へ

米谷さんといえば、一緒に出前授業に行ったとき、専門家でない方にもわかりやすく、楽しく説明されていたのが印象的でした。今回も素敵なお話を期待しています！

照れちゃいます（笑）。研究者の一例として、参考になればうれしいです。

Part
1
iPS細胞 カンタン丸わかり

Part
2
生き物の体をのぞいてみよう

Part
3
研究者ってどんな人？

巻末
iPS細胞 基本用語集

さて、米谷さんはドイツでの研究経験があるとのこと。研究のために海外まで行くのはすごいことだと思うのですが、昔から研究をしたいという意志が強かったんですか？

全然そんなことないです！「大学院」っていうものが存在することも知らなかったし。

でも、昔から生き物が好きだったんです。父がよく釣りに連れて行ってくれて、魚や水辺の生き物が大好きでした。

中学生のときに見た、NHKの「驚異の小宇宙 人体」という番組も印象に残っています。理科の先生が授業中に見せてくれたのですが、今まで見たこともないような精密なしくみが体の中にあることに驚いたのをよく覚えています。あの先生のあの授業、あの1時間がなければ私は生物学研究の道には進んでいなかったと思います。

生物の体のしくみに興味をもったんですね。他にも、研究者の道に進むきっかけがあったんですか？

高校生のとき、『精神と物質―分子生物学はどこまで生命の謎を解けるか―』(立花隆、利根川進 著)という本を読みました。著者のひとりである利根川進博士は、遺伝子に関する研究でノーベル賞を受賞した科学者です。しかし、もともと生命科学よりは化学に興味をもっていたことをこの本で知りました。1つのテーマにこだわらず、幅広く勉強するのは楽しそうだと思って、科学全般を勉強できる理学部に入りました。

理学部で卒業研究をしてみると、とにかく実験が楽しくて、これをずっと続けたい！と強く思いました。いつの間にか、他の仕事をするイメージはもてなくなっていたので、大学院博士課程まで研究を続けて、研究者の道を選びました。

それだけ実験が好きだというのはすごいですね！

思い返すと、高校の化学の授業でほぼ毎時間実験があり、それがとてもおもしろかったのも研究者への足掛かりかもしれません。大学入学前、1年間予備校に通っていたのですが、そのときも実験ができる授業を受講していました。

免疫ってな〜に？

免疫のシステムを研究されていたそうですが、そもそも、免疫って何ですか？

体が病原体と戦うしくみのことです。例えば、血液の中にある白血球が、体の中に入ってきた細菌と戦うのも免疫機能のひとつです。また、風邪をひいたときに熱が出るのも、実は免疫システムが病原体と戦っている証拠なんです。
免疫のシステムに異常が起こる病気のひとつに、白血病があります。

白血病は血液のがんで、正常な血液の細胞がどんどん少なくなり、白血球が病原体と戦う力も低下してしまいます。

今はiPS細胞を使って研究しているそうですが、iPS細胞が免疫の研究の役に立つんですか？

免疫のシステムにおいて重要な、胸腺という臓器があります。胸腺は胸にある臓器で、白血球など、病原体と戦う細胞を育てる役目があります。

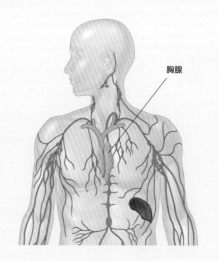

胸腺

胸腺で正常に育った細胞は、病原体を正確に認識して退治することができます。しかし、胸腺に異常があると、正常な細胞を育てることができません。すると、ちょっとしたことで病気にかかりやすくなり、しかも症状が重くなってしまいます。

そこで私は、iPS細胞から胸腺を作りだす研究を進めています。作った胸腺を移植することができれば、胸腺に異常が起こる病気も治せるかもしれません。

想像と違う世界が、本当にある！

生まれ育った日本を離れて、ドイツで研究しようと思ったきっかけは何だったんですか？

環境を変えてみたかったんです。それまでの研究も楽しかったのですが、自分の知らない世界をどうしても経験してみたいと思いました。

実際にドイツに行ってみて、いかがでしたか？

行ってよかったです！仕事の面でも、生活の面でも、違う考え方や習慣があることを肌で感じることができました。想像とは何もかも違う世界だったのですが、そういう世界が実際にあるんだ、と感じることが大きな刺激になりました。

例えるなら、音楽をCDで聞くのと、コンサート会場に行って生で聴くことの違いのようなものでしょうか。実際に目の前で起きていることを、光の強さや色の鮮やかさ、音や空気の衝撃などを通して体全体で感じると、やはり自分に刻みこまれる経験や刺激の量が格段に違うと思います。

どんな経験が思い出に残っていますか？

ひとつは、英語の大切さを肌で感じたことです。私が留学していた研究所には多くの国の人が集まっていました。皆が母国語ではない英語で自然に会話する環境にいることで、ああ、やっぱり研究の世界は英語で進んでいるんだなと強く感じました。

日本にいたときから、英語は大事だというのはわかっていたつもりでした。しかし、留学することで、もしどんなに素晴らしいアイデアや意見をもっていたとしても、それを英語で皆に伝えることができなければ、それは科学の世界では存在しなかったことに等しいということを強く認識しました。

また、育児休暇を利用して、妻と子どもにもドイツに来てもらっていました。家族みんなで外国で暮らすのは、大変なこともたくさんありましたが、家族との時間をたくさん過ごすこともできたのはいい思い出です。

具体的にどんなことが大変でしたか？

言葉の壁ですね！英語も微妙なのに、まして
てドイツ語でやり取りしないといけない場面
に出くわすと……。

あとは、想像もできないようなトラブルもしば
しばありました。家の玄関の鍵が壊れて鍵
がかけられないとか、床暖房のスイッチが
壊れて切れなくなったせいで夜も暑くて寝ら
れないとか、冬に自転車に乗っている最中に
ブレーキが凍ってしまい止まれなくなったと
か、挙げればキリがありません（笑）。

でもそのうちに、トラブルがあっても動じるこ
となく受け止められるようになりました。また、
当たって砕けろの精神でものごとに接するよ
うになったので度胸だけはつき、精神的にた
くましくなった気がします。

子どものおかげで自分もうれしい

お子さんが2人いらっしゃるんですよね！

Part
1
iPS細胞 カンタン丸わかり

Part
2
生き物の体をのぞいてみよう

Part
3
研究者ってどんな人？

巻末
iPS細胞 基本用語集

今、上の子が5歳、下の子が4歳です。朝は
2人を保育園に送ってから、8時45分には出
勤しています。夕方は、6時過ぎには仕事を
切り上げて帰っています。保育園のお迎えは
妻の担当ですが、妻が残業や出張で迎えに
行けないときは、私がピンチヒッターです。
子どもと手をつないで歩いているだけでもう
れしいんですよね。彼らが日々成長して、い
ろいろな発見をしたり、できることが増えた
りしているのを感じると幸せな気持ちになり
ます。子ども達は大人には見えないものを見
ていることもあるのですが、そのようなモノ
があると、私も「お〜、そうきたか（笑）」と
いろいろ気づかされることがあります。

実験に時間がかかることも多いと思うのですが、どう
やって時間をやりくりしているんですか？

「すべきこと」と「やるべきではないこと」を
いかに選ぶかが大事だと思います。

研究していると、あれもこれも試したいとアイデアが浮かぶことはあるのですが、その中から本当にやるべきことをしっかり選んで、優先順位をつけて研究を進めていくようにしています。

休日はどんなふうに過ごしていますか？

最近、子どもを連れて釣りに行くようになりました！海釣りが好きなんですが、車で釣り場までドライブするのもとても楽しいですね。子どもは釣り餌に使う虫餌（むしえさ）も怖がらず、興味津々でつついています。自分の子ども時代を見ているようです。

「好き」をもち続けること

研究者として働くにあたって、大切なことは何だと思いますか？

自分はまだまだ研究者としては未熟だと思っていますが、今までの経験からは、研究を好きな気持ちが一番大事だと思います。

研究していると、実験がうまくいかないことや、時間が足りないこと、締め切りに追われることなど、いろいろと辛いことも起こります。研究者というと、頭を使う職業というイメージがあるかもしれませんが、実際には複雑な実験を集中力を切らさずやりきったり、何日にもわたる実験を確実に進めたりする根性も必要になります。

けれども、自分の研究テーマに対する好奇心を失わず、実験を楽しいと思い続けられれば、苦しいことも乗り越えて、必ず道が開けると思います。今、科学に興味をもっている人は、自分の好きなテーマを本やインターネットで調べてみて、どんどん「好き」を深めてほしいと思います。

助教・米谷さんの 持ち物チェック！

大公開！

ラボノート
実験方法や
結果を記録
する

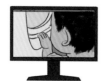

パソコン
出張や会議にも
持っていく

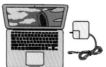

モニター①
パソコンにつなげて
使う。デスクトップは
息子が飛行機から外
をのぞいている写真

カレンダー
数年前のものだ
が、写真が気に
入って、ずっと
デスクに飾って
いる

モニター②
パソコンにつなげ
て使う。縦にする
と膨大な実験結果
の表も見やすい

アルミホイル
容器にふたをする
ときなどに使う

実験用ティッシュ
いろいろな種類がある

ストップウオッチ①
試薬の反応時間を
測るときなどに使
う。いつも首から
さげている

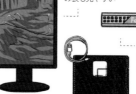

手袋
培養や実験のとき、手
の表面の細菌などを混
入させないために使う

ゴミ箱
使い終わったチップなど
を捨てる。机の上に置い
ておく

ストップウオッチ②
実験を2つ並行し
て行うときなどに
便利

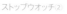

70%エタノール
手袋と一緒に使って
細菌をガードする

観葉植物
研究室で育て
ている

チップと
チップケース
デジタルピペットの
先につけて使う

デジタルピペット
いろいろな種類がある

かご
実験道具や試薬を持
ち運ぶときに使う

遠沈管とスタンド
遠心分離機などで使
うプラスチック製の
大きめの試験管

スピッツ管
遠沈管の一種

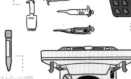

遠心分離機
細胞などを遠心分離する
のに使う。卓上遠心分離
機より大型で、一度にた
くさんのチューブを入れる
ことができる

ボルテックスミキサー
試験管の底を震えさせ
て、中身をよく混ぜる
ことができる

遠心分離機のローター
チューブを入れる部分。
チューブの大きさに応
じて付け替えることが
できる

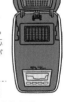

サーマルサイクラー
DNAの特定の部分だ
けを増幅させることが
できる機械

試薬
紫外線に弱い
ものは茶色い
びんに入って
いる

CiRA

エコバッグ
研究所オリジナル(非
売品)。スーパーで
の買い物に便利

キャリーバッグ
出張の必需品

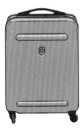

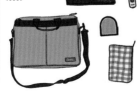

娘がかいてくれた絵
家族が住んでいる家を
かいてくれた。デスク
に飾っている

#3

うりふたつ
iPS と
ES 細胞

あい ぴー えす
いー えす さい ぼう

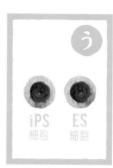

iPS
細胞

ES
細胞

う

iPS細胞とES細胞の性質はよく似ています。どちらも、ほぼ無限に増殖する能力と、体を構成するほぼすべての細胞に変化する能力の両方をもっています。マウスのES細胞が世に出たのは、1981年のこと。一方、iPS細胞の作製成功が発表されたのは2006年。iPS細胞が登場する以前にも、ES細胞を使って再生医療の実現を目指す研究が行われてきました。ES細胞を目的の細胞に変化させる技術は、iPS細胞にも応用できるため、ES細胞を使った研究の蓄積がiPS細胞研究にも生かされているのです。現在も、ES細胞とiPS細胞の両方を使っている研究者がたくさんいます。

iPS細胞

基本
用語集

---

01 > > > > > > 48

・iPS細胞や生命科学に関する
　基本的な用語について解説しました。

・用語の配列は50音順です。

・用語の説明はあくまでも
　本書の文脈の中での解説となります。

01
RNA
<small>あーるえぬえー</small>

DNAに記録された遺伝子の情報をもとにタンパク質が作られるとき、その仲立ちをする物質。日本語ではリボ核酸という。DNAと同じようにヌクレオチドがたくさんつながってできているが、鎖は１本である。

02
iPS細胞
<small>あいぴーえす さい ぼう</small>

皮膚や血液の細胞に特定の遺伝子を入れて作られる細胞で、ほぼ無限に分裂し、体のいろいろな細胞になる能力をもっている。iPSはinduced Pluripotent Stem cell（人工多能性幹細胞）の略。

03
アミノ酸
<small>さん</small>

タンパク質を構成する物質。多数のアミノ酸が数珠つなぎになってタンパク質ができる。ヒトの体のタンパク質の材料は20種類のアミノ酸で、アミノ酸の種類やつながる順番によって、さまざまなタンパク質が作られる。

04
ES細胞
いーえす さい ぼう

胚盤胞の一部から作った細胞。
ESはEmbryonic Stem cell(胚性幹細胞)の略。iPS細胞と同様に、ほぼ無限に分裂してたくさん増え、体のいろいろな細胞になる能力をもっている。

05
遺伝子
い でん し

目の色や血液型など、体の特徴を決める情報で、人それぞれに少しずつ違っている。その情報は細胞内のDNAに記録されており、親から子へと受け継がれる。細胞の種類によってはたらく遺伝子の種類が違う。

06
外胚葉
がい はい よう

受精卵が分裂を繰り返してさまざまな細胞に変化していく過程で、細胞がおおまかに3つのグループに分かれる。外胚葉はそのグループのひとつで、将来、皮膚や歯、脳などの細胞になる。

核 <small>かく</small>

07

細菌などを除く生物の、ほぼすべての細胞の中に存在する構造。遺伝情報を記録するDNAを多く含んでいる。ヒトの場合、1つの核の中に約2mのDNAが折りたたまれて収納されている。

幹細胞 <small>かんさいぼう</small>

08

分裂して自分自身と同じ幹細胞を作る能力と、他の細胞に変化する能力をもつ細胞のこと。もともと体内に存在する体性幹細胞や、人工的に作られたiPS細胞・ES細胞などさまざまな種類がある。

がん細胞 <small>さいぼう</small>

09

普通の細胞の遺伝子に傷がつくことで生じる異常な細胞。勝手に増殖する性質があり、他の組織を壊してしまうことがある。キラーT細胞によって破壊されるが、破壊が追い付かずにどんどん増殖することがある。

10

拒絶反応
きょぜつはんのう

他人の細胞を移植したとき、体がそれを敵だと思い込んで攻撃してしまうこと。細菌などが体に入り込んできたとき、それを追い出すはたらきがあるが、このはたらきによって移植された細胞が攻撃されることがある。

11

筋肉
きんにく

体を動かすのに重要なはたらきをする臓器。手足の曲げ伸ばしなど、意識的な動作のほかに、心臓の拍動や、食道が食べたものを胃に送る動きなど、体内で起こる無意識の動きにも筋肉が関わっている。

12

クローン

ある生き物と全く同じ遺伝情報をもつ生き物。分裂で増えるゾウリムシなどでは自然にクローンができる。人工的に作る場合には、核を壊した受精卵に、大人の細胞の核を移植するなどの方法で作られる。

13

血液
_{けつ えき}

全身の血管を流れる体液。赤血球、白血球、血小板などの細胞を含んでいる。それぞれの細胞が、全身に酸素を運ぶ役目や、体に入り込んだ細菌などと戦う役目などを担っている。

14

血小板
_{けっ しょう ばん}

血液に含まれる細胞の一種。ケガなどによって血管が破れたとき、破れたところに集まって修復を助けるはたらきがある。細胞の一種だが、核がない。

15

ゲノム

片方の親から子に引き継がれる遺伝情報の１セット。ヒトの細胞には、父親由来と母親由来の、合計２組のゲノムが入っている。ゲノムのうち遺伝子にあたる部分はごくわずかで、残りの部分の機能はよくわかっていない。

ゲノム編集
16

ゲノムの狙った部分を違う文字に置き換えたり、切り取ったりする技術。病気のしくみの研究や、動植物の特徴を変化させる（魚の筋肉を増やしたり、虫に食べられにくい植物を作ったりする）目的で用いられる。

呼吸
17

息を吸ったり吐いたりすること。ヒトは呼吸によって酸素を取り込み、二酸化炭素を排出している。気体の交換は肺の中で行われる。肺で取り込んだ酸素は、血液にのって全身に届けられる。

再生医療
18

病気やケガで調子が悪くなった部分に、元気な細胞を移植して症状を改善しようとする医療。iPS細胞やES細胞、体性幹細胞などを使って、さまざまな病気に対する再生医療を実現しようと研究が進められている。

細胞 さい ぼう

19

すべての生物の体を構成するもの。心臓の細胞、皮膚の
細胞など種類はさまざまで、ヒトの場合約200種類ある。
ヒトの大人の体を構成する細胞の数は約37兆個である。

細胞分裂 さい ぼう ぶん れつ

20

1個の細胞が2つに分かれること。分裂する前に、細胞
の中にあるDNAがコピーされるので、分裂後の2個の
細胞には、同じ情報をもつDNAが1セットずつ入る。

受精卵 じゅ せい らん

21

卵子と精子が受精してできる細胞。受精卵が分裂を繰り
返して細胞の数が増え、徐々に生物の体ができあがって
いく。

22

消化
しょう か

食べ物を細かくバラバラにして、栄養分や水分を吸収すること。口から入った食べ物は食道→胃→小腸→大腸の順に通り抜けていき、その過程で消化される。食べ物のしぼりかすは便として排出される。

23

消化酵素
しょう か こう そ

食べ物の栄養分をさらに細かくして、吸収しやすくするもの。タンパク質でできている。唾液や胃液、胆汁、すい液など、消化に関わる臓器が放出する液に含まれている。
たんじゅう

24

初期化
しょ き か

皮膚や血液の細胞に特定の遺伝子を入れて、もとの細胞の特徴を忘れさせ、さまざまな細胞に分化できるようにすること。iPS細胞を作ることを「細胞を初期化する」ともいう。

神経 {しんけい}

25

脳などの指令を全身に伝え、また、体の各部位で感じ取った感覚（暑さ、寒さ、痛みなど）を脳に伝える組織。背中に通っている神経の太い束を脊髄という。全身に張り巡らされた神経を末梢神経系という。

赤血球 {せっけっきゅう}

26

血液に含まれる細胞の一種。赤い色をしている。肺で酸素を受け取り、それを全身の細胞に届ける役目がある。核がない。

染色体 {せんしょくたい}

27

DNAとタンパク質からなり、細胞が分裂する直前、小さく折りたたまれて凝縮する。ヒトの場合、1つの細胞に大きさと形が同じ染色体のペアが23組観察される。ペアの片方が父親由来、もう片方が母親由来である。

28

臓器 ぞう き

脳や肺など、動物の体の中にあって特定の機能をもつもの。臓器がそれぞれの役割を果たすことで、体温や水分量などの体の状態を安定した状態に保ったり、体をうまく動かしたりすることができる。

29

造血幹細胞 ぞう けつ かん さい ぼう

血液の細胞に変化する役割をもった幹細胞。体の中にもともとある体性幹細胞の一種。骨の中に多く含まれている。血液に含まれる赤血球の寿命は約120日だが、造血幹細胞のおかげで赤血球がなくなることはない。

30

組織 そ しき

決まったはたらきをもつ何種類かの細胞が集まったもの。体や臓器の表面にある上皮組織、組織どうしをつなげる結合組織、神経組織、筋組織がある。心臓など、すべての臓器は、組織が組み合わさってできている。

31 体性幹細胞

体の中にある幹細胞。変化できる細胞の種類が限られている。血液の細胞に変化する造血幹細胞、皮膚の細胞に変化する皮膚幹細胞など、さまざまな種類がある。

32 ダイレクトリプログラミング

皮膚の細胞から神経細胞へというように、ある細胞を違う種類の細胞に直接変化させる技術。細胞に特定の遺伝子を入れることで実現した。

33 多能性

体のあらゆる細胞に変化する能力。iPS細胞やES細胞は多能性をもつ。一方、これらの細胞は生物そのものに成長することはできない。生物の体全体を作る能力を全能性といい、全能性をもつのは受精卵だけである。

タンパク質

34

体を構成する物質のひとつ。食べ物の分解を助けるものや、筋肉を伸び縮みさせるものなど、それぞれの種類に応じた役割がある。アミノ酸が数珠のようにたくさんつながってできている。

中胚葉

35

受精卵が分裂を繰り返してさまざまな細胞に変化していく過程で、細胞がおおまかに３つのグループに分かれる。中胚葉はそのグループのひとつで、将来、筋肉や血液、骨などの細胞になる。

DNA

36

細胞の核に多く含まれ、遺伝情報を記録している物質。日本語ではデオキシリボ核酸という。ヌクレオチドという物質がたくさんつながって鎖を作り、それが２本ねじれて組み合わさった二重らせん構造をしている。

内胚葉

ない はい よう

37

受精卵が分裂を繰り返してさまざまな細胞に変化してい
く過程で、細胞がおおまかに3つのグループに分かれる。
内胚葉はそのグループのひとつで、将来、すい臓や胃、
肺などの細胞に変化する。

尿

にょう

38

体内の老廃物を外に出すもの。体の活動によって生じた
老廃物は、血液にのって腎臓に届く。腎臓では老廃物を
濃縮して尿がつくられる。腎臓でできた尿はぼうこうにた
まり、やがて尿として排出される。

ヌクレアーゼ

39

DNAのヌクレオチドどうしのつながりを切るもの。タンパ
ク質でできている。ゲノム編集技術では、DNAの狙った
場所を切るために使われる。

40

ヌクレオチド

DNAやRNAを構成する物質。ヌクレオチドが何個もつながってDNAやRNAができる。ヌクレオチドには塩基というパーツがあり、DNAの塩基にはA、T、G、Cの4種類がある。塩基の種類と並び順が遺伝情報を示している。

41

胚（はい）

受精卵が成長を始めたごく初期の段階のもの。細胞の数が増え、それぞれの細胞が皮膚や血管などの役割をもっていくことで、体ができあがっていく。

42

胚盤胞（はいばんほう）

受精卵が分裂を繰り返して、中が空洞のボールのような形になったもの。胚盤胞の外側の細胞は子宮の壁にくっつく部分。内部細胞塊は将来胎児になる部分だが、これを取り出して培養するとES細胞になる。

培養　（ばいよう）　43

細胞を適切な環境において増殖させること。iPS細胞を培養する場合は、温度や二酸化炭素濃度を調節できる機械（インキュベーター）の中に、シャーレに入ったiPS細胞を置いておくことが多い。

白血球　（はっけっきゅう）　44

血液に含まれる細胞の一種。体に入り込んできた細菌など、病気の原因になるものと戦う役目がある。

発生　（はっせい）　45

受精卵が徐々に成長して、大人の体になるまでの過程。たった1つの受精卵が多様な臓器に変化していくまでには、遺伝子のはたらきや、細胞が放出する物質の作用が複雑に関わっている。

46

皮膚幹細胞
（ひ ふ かん さい ぼう）

皮膚の細胞に変化する役割をもった幹細胞。体の中にも
ともとある体性幹細胞の一種。皮膚の一番外側にある角
化細胞の寿命は約1か月だが、皮膚幹細胞のおかげで皮
膚がなくなることはなく、体が守られている。

47

分化
（ぶん か）

ある細胞が、他の種類の細胞に変化すること。受精卵が
分裂を繰り返し、細胞がそれぞれの役割をもっていくこと
や、iPS細胞が特定の種類の細胞に変化していくことなど
を指す。

48

メッセンジャー RNA
（あーるえぬえー）

DNAに記録された遺伝子の情報をコピーしたRNA。メッ
センジャー RNAの塩基は、アミノ酸の種類を指定する暗
号になっている。その情報にしたがってアミノ酸どうしが
並んで結合し、タンパク質ができる。

参考文献

■ 京都大学 iPS 細胞研究所 (2012)「山中伸弥所長がノーベル生理学・医学賞を受賞！」
https://www.cira.kyoto-u.ac.jp/j/pressrelease/other/121008-183500.html (閲覧日：2020年1月22日)

■ 株式会社 NTT データ経営研究所 (2018)「第2回 再生医療に関する社会意識調査」
https://www.nttdata-strategy.com/aboutus/newsrelease/180927/supplementing01.html#result (閲覧日：2020年1月22日)

■ 西川伸一 (2012)『山中 iPS 細胞・ノーベル賞受賞論文を読もう』一灯舎

■ 佐藤七郎 (1981)『近代生物学集』朝日出版社

■ Hooke R. (1985)『ミクログラフィア：微小世界図説：図版集』(永田英治・板倉聖宣訳) 仮説社

■ Bianconi E. et al. (2013). An estimation of the number of cells in the human body. Annals of Human Biology, 40(6), 463-471.

■ 山中伸弥・緑慎也 (2012)『山中伸弥先生に、人生と iPS 細胞について聞いてみた』講談社

■ International Society for Stem Cell Research (2008)「幹細胞治療について　患者ハンドブック」
https://www.closerlookatstemcells.org/wp-content/uploads/2018/10/patient-handbook-japanese.pdf (閲覧日：2020年1月24日)

■ 科学技術振興機構再生医療研究推進部 (2014)「幹細胞ハンドブック - からだの再生を担う細胞たち -」
https://www.cira.kyoto-u.ac.jp/j/pressrelease/pdf/stemcellhandbook_revised10_141215.pdf?1579859380799 (閲覧日：2020年1月24日)

■ 理化学研究所 (2017)「加齢黄斑変性に対する自己 iPS 細胞由来網膜色素上皮シート移植 －安全性検証のための臨床研究結果を論文発表－」
https://www.riken.jp/press/2017/20170316_1/ (閲覧日：2020年1月24日)

■ 大阪大学大学院医学系研究科・医学部 (2017)「iPS細胞を用いた心不全の治療に向けて～iPS 細胞から作製した心筋細胞による臨床研究を申請～」
http://www.med.osaka-u.ac.jp/archives/7911 (閲覧日：2020年1月24日)

■ 京都大学 iPS 細胞研究所 (2018)「「iPS 細胞由来ドパミン神経前駆細胞を用いたパーキンソン病治療に関する医師主導治験」開始について」
https://www.cira.kyoto-u.ac.jp/j/pressrelease/news/180730-170000.html (閲覧日：2020年1月24日)

■ 慶應義塾大学医学部・慶應義塾大学病院 (2018)「亜急性期脊髄損傷に対する iPS 細胞由来神経前駆細胞を用いた再生医療」の臨床研究について (厚生労働大臣に提供計画提出)」
http://www.med.keio.ac.jp/news/2018/12/18/5-50187/ (閲覧日：2020年1月24日)

■ 大阪大学大学院医学系研究科・医学部 (2019)「世界初、iPS 細胞から作製した角膜上皮細胞シートの第1例目の移植を実施」
http://www.med.osaka-u.ac.jp/archives/19156 (閲覧日：2020年1月24日)

■ ニュートン編集部 (2008)「もっと知りたい！iPS 細胞　iPS 細胞 Q&A」『Newton 別冊　再生医療への道を切り開く iPS 細胞 人工多能性幹細胞』pp. 54-69. ニュートンプレス

■ 中内啓光 (2013)『幹細胞研究と再生医療』南山堂

▓ 中畑龍俊 (2015)『遺伝子医学 MOOK27　iPS 細胞を用いた難病研究 - 臨床病態解明と創薬に向けた研究の最新知見』メディカル ドゥ

▓ 慶應義塾大学医学部・慶應義塾大学病院・国立研究開発法人　日本医療研究開発機構 (2018)「筋萎縮性側索硬化症 (ALS) に対する iPS 細胞創薬に基づいた 医師主導治験を開始」
https://www.keio.ac.jp/ja/press-releases/2018/12/3/28-49918/ (閲覧日：2020年1月26日)

▓ 京都大学 iPS 細胞研究所 (2019)「筋萎縮性側索硬化症 (ALS) 患者を対象とした治験開始について」
https://www.cira.kyoto-u.ac.jp/j/pressrelease/news/190423-100001.html (閲覧日：2020年1月26日)

▓ 京都大学 iPS 細胞研究所 (2017)「進行性骨化性線維異形成症 (FOP) に対する医師主導治験の開始について」
https://www.cira.kyoto-u.ac.jp/j/pressrelease/news/170801-140000.html (閲覧日：2020年1月26日)

▓ 慶應義塾大学医学部・慶應義塾大学病院・国立研究開発法人　日本医療研究開発機構 (2018)「iPS 創薬で難聴治療薬を治験へ－ Pendred 症候群の難聴・めまいに対するシロリムス少量療法－」
https://www.keio.ac.jp/ja/press-releases/2018/4/24/28-43790/ (閲覧日：2020年1月26日)

▓ 長船健二 (2014)『もっとよくわかる！幹細胞と再生医療』羊土社

▓ 許南浩・中村幸夫・黒木 登志夫 (2008)『実験医学 別冊―基本から最新の幹細胞培養法まで完全網羅！培養細胞実験ハンドブック (実験医学別冊24)』羊土社

▓ 京都大学 iPS 細胞研究所「再生医療用 iPS 細胞ストックプロジェクト」
https://www.cira.kyoto-u.ac.jp/j/research/stock.html (閲覧日：2020年1月26日)

▓ 科学技術振興機構・東京大学・明治大学 (2013)「すい臓のないブタに健常ブタ由来のすい臓を再生することに成功」
https://www.jst.go.jp/pr/announce/20130219/ (閲覧日：2020年1月26日)

▓ Zhou Q. (2017)「異種動物の体内で作製された膵臓で糖尿病を治療する」(三谷祐貴子訳) Nature ダイジェスト , 14(5)

▓ 京都大学 iPS 細胞研究所 (2017)「市民・研究者ともに動物の脳、配偶子へのヒト細胞が混ざることに対して懸念」
https://www.cira.kyoto-u.ac.jp/j/research/finding/170720-130000.html (閲覧日：2020年1月26日)

▓ 国立研究開発法人新エネルギー・産業技術総合開発機構 (2014)「iPS 細胞等を用いた立体組織・臓器の開発に着手」
https://www.nedo.go.jp/news/press/AA5_100328.html (閲覧日：2020年1月26日)

▓ 京都大学 iPS 細胞研究所 (2016)「絶滅危惧種キタシロサイの保護方法について検討した論文の掲載」
https://www.cira.kyoto-u.ac.jp/j/pressrelease/news/160509-100000.html (閲覧日：2020年1月26日)

▓ ベン メズリック・相澤康則 (2018)『マンモスを再生せよ ハーバード大学遺伝子研究チームの挑戦』(上野元美訳) 文藝春秋

▌ 水野寿彦・高橋永治 (2000)『日本淡水動物プランクトン検索図説』東海大学出版会

▌ 坂井建雄・河原克雅 (2017)『カラー図解　人体の正常構造と機能【全10巻縮刷版】＜第3版＞』日本医事新報社

▌ T・W・サドラー (2010)『ラングマン人体発生学　第10版（原書第11版）』(安田峯生訳) メディカル・サイエンス・インターナショナル

▌ スコット F. ギルバート (2015)『ギルバート発生生物学』(阿形清和・高橋淑子訳) メディカル・サイエンス・インターナショナル

▌ Alberts B. et al. (2017)『細胞の分子生物学』(青山聖子ほか訳) ニュートンプレス

▌ Handberg-Thorsager M. et al. (2008). Stem cells and regeneration in planarians. Frontiers in Bioscience, 13, 6374-6394.

▌ 筑波大学 (2016)「イモリの肢再生のしくみは変態によって切り替わる～250年来の謎に迫る発見～」
https://www.tsukuba.ac.jp/attention-research/p201603301800.html (閲覧日：2020年1月26日)

▌ 国立がん研究センターがん情報サービス (2019)「最新がん統計」
https://ganjoho.jp/reg_stat/statistics/stat/summary.html (閲覧日：2020年1月26日)

▌ 京都大学 iPS 細胞研究所 (2018)「ヒト iPS 細胞からがん免疫療法の効果を高める再生キラー T 細胞の作製に成功 ～ゲノム編集した患者さん由来 iPS 細胞・ヒト iPS 細胞ストックともに成功～」
http://www.cira.kyoto-u.ac.jp/j/pressrelease/news/181116-010000.html (閲覧日：2020年1月26日)

▌ 国立がん研究センターがん情報サービス「がんの治療方法」
https://ganjoho.jp/public/dia_tre/treatment/index.html (閲覧日：2020年1月26日)

▌ Gurdon J. B. (1962). The Developmental Capacity of Nuclei taken from Intestinal Epithelium Cells of Feeding Tadpoles. Development, 10, 622-640.

▌ Abbott A. (2012)「細胞の再プログラム化に、ノーベル医学生理学賞」(船田晶子訳) Nature ダイジェスト, 9(12)

▌ The Roslin Institute, The University of Edinburgh "Dolly the Sheep"
https://www.ed.ac.uk/roslin/about/dolly (閲覧日：2020年1月26日)

▌ 科学技術会議生命倫理委員会クローン小委員会 (1999)「クローン技術による人個体の産生等に関する基本的考え方」

▌ 文部科学省「高等専門学校 (高専) について」
https://www.mext.go.jp/a_menu/koutou/kousen/index.htm (閲覧日：2020年1月26日)

▌ 総務省統計局 (2019)「2019年 (令和元年) 科学技術研究調査結果の概要」
https://www.stat.go.jp/data/kagaku/kekka/kekkagai/pdf/2019ke_gai.pdf (閲覧日：2020年3月3日)

▌ 数研出版編集部 (2016)『三訂版 フォトサイエンス生物図録』数研出版株式会社

▌ 新学社編集部 (2012)『グラフィック　理科資料集』新学社

編集協力者・図版提供者一覧

編集協力		
	池谷真	（京都大学iPS細胞研究所）
	中川誠人	（京都大学iPS細胞研究所）
	中村朱美	（京都大学iPS細胞研究所）
	和田濵裕之	（京都大学iPS細胞研究所）
	中内彩香	（京都大学iPS細胞研究所）
	大内田美沙紀	（京都大学iPS細胞研究所）
	戸谷匡哉	（京都大学iPS細胞研究所）
	三宅陽子	（京都大学iPS細胞研究所）

図版協力		
	大内田美沙紀	（京都大学iPS細胞研究所）
	戸谷匡哉	（京都大学iPS細胞研究所）
	森実飛鳥	（京都大学iPS細胞研究所）
	京都大学iPS細胞研究所 国際広報室	
	阿形清和	（基礎生物学研究所）
	大阪大学	
	理化学研究所	
	青木隆	
	アーテファクトリー	
	稲森直嗣	
	今﨑和弘	
	共同通信社	
	コーベット・フォトエージェンシー	
	さくら工芸社	
	Shutter Stock	
	picto inc.	

iPS細胞かるた

編者：京都大学iPS細胞研究所
編集：佐々木あやか・和田濵裕之・中内彩香・大内田美沙紀
（京都大学iPS細胞研究所）、遠山真理（京都大学アイセムス）
原案：「幹細胞かるた」
　　　企画・制作：遠山真理（京都大学アイセムス）
　　　デザイン：大隅英一郎（picto inc.）
　　　イラスト：石津雅和（FiTS）

#4

ネクローシス
傷（きず）ついた細胞（さいぼう）
死（し）んでいく

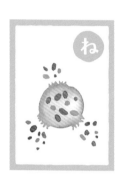

ね

正常に生きている細胞が、何らかの原因で傷つき、死んでしまうことをネクローシスといいます。日本語では壊死（えし）と呼ばれます。細胞が膜に包まれたまま死んでいくアポトーシスと違って、ネクローシスでは、細胞が破裂するように死んでいくのが特徴です。

細胞の中には、消化酵素や、他の細胞の炎症を引き起こす物質が含まれています。ネクローシスが起こるときには、これらの物質が細胞外にぶちまけられるので、近くにあるほかの細胞がダメージを受けてしまいます。

ネクローシスは、火傷やケガによって細胞が傷ついたときのほか、ある種のヘビ毒によっても引き起こされることがあります。

京都大学iPS細胞研究所が開発!!

iPS細胞 かるた

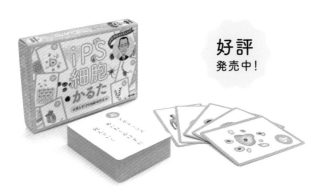

好評
発売中!

人体のふしぎ、細胞のしくみが学べる
最新の知育かるたで、科学者への第一歩を!

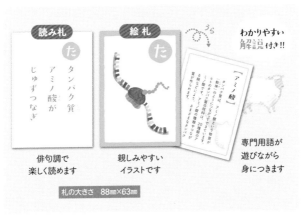

ISBN 978-4-487-81299-8 C0045

iPS細胞の研究室　体のしくみから研究の未来まで

・・・

2020年4月10日　第1刷発行
2024年9月18日　第4刷発行

編者　　　　　京都大学iPS細胞研究所 国際広報室
著者　　　　　志田あやか（京都大学iPS細胞研究所）
発行者　　　　渡辺能理夫
発行所　　　　東京書籍株式会社
　　　　　　　東京都北区堀船2-17-1 〒114-8524
　　　　　　　03-5390-7531（営業）／ 03-5390-7455（編集）

印刷・製本　　TOPPANクロレ株式会社

ブックデザイン　東京書籍デザイン部
編集　　　　　小池彩恵子／植草武士（東京書籍）

ISBN 978-4-487-81300-1 C0045　　　　NDC460